Deja De Engañarte

PROGRAMA DE CONTROL DE PESO
EDICIÓN LATINOAMERICANA

Agradecimientos

Con gran admiración quiero reconocer a quienes luchan cada día para equilibrar su trabajo, la crianza de sus hijos y su salud. Buena parte de todo eso es el esfuerzo de mantener un peso saludable, comer alimentos sanos, beber agua limpia y pura y, por supuesto, el ejercicio.

No es fácil hacerlo todo en el transcurso de un día, preparar comidas deliciosas y nutritivas, y mucho menos limpiar el desorden que queda en la mesa después de las comidas.

Las tensiones de la vida nos hacen recurrir a alimentos no nutritivos, dulces y comida chatarra - para aligerar la carga. ¡Grave error! Deja de engañarte es la clave para bajar de peso y mantenerlo.

Quiero agradecer a María Krebs por escribir y traducir algunas partes que escribí en inglés, a Martha Delia García por el diseño de interiores, a Liliana González García – por diseños de portada y retoques finales. Leo Castellaro encontró los excelentes audios, Enrique González García los refinó, mi agradecimiento para ellos también. Y, me gustaría dar las gracias a mi esposa Cecilia por preparar estas maravillosas recetas para que pudiéramos probarlas.

Contenido

Prólogo

Ahora que México tiene el dudoso honor de encabezar la lista de países con mayor cantidad de población obesa en el mundo, superando a los Estados Unidos, es hora de abrir los ojos y dejar de negar la realidad.

Hay muchos factores que nos han llevado a esta situación: los alimentos procesados altos en calorías y de bajo costo, el exagerado consumo de refrescos, un estilo de vida cada vez más sedentario, entre otros. Al mismo tiempo, hay desnutrición en los niños mexicanos. Según la OMS, los niños "están expuestos a alimentos altos en grasa, con alto contenido de azúcar, sodio, alimentos que tienden a ser más baratos pero también menos nutritivos." De acuerdo con los expertos, cuatro de cada cinco niños obesos permanecerán con sobrepeso el resto de su vida.

Hoy sabemos que la obesidad es una de las principales causas de enfermedades crónicas y complicaciones en la salud, como hipertensión y enfermedades cardiovasculares, insuficiencia renal, diabetes y enfermedades hepáticas.

Entonces, ¿qué estamos haciendo para modificar la situación? ¿Adelgazar es tan difícil? ¿Comer sano es muy caro o imposible? No, no lo es. Hay que dejar de usar excusas y educarse. Nunca como hoy ha habido tanta información disponible para aprender y empezar a modificar los malos hábitos alimenticios.

El Dr. Jay Polmar, experto en salud y pérdida de peso, autor de varios libros sobre el tema, nos da aquí un plan fácil de seguir para recuperar un peso normal y tener una alimentación saludable. Las recompensas son incalculables: una vida más plena, un cuerpo más sano y una apariencia envidiable. ¡Manos a la obra!

Introducción

Millones de personas cada año gastan enormes cantidades de dinero para bajar de peso. Algunas lo hacen por las imágenes que vemos todos los días. Vemos a hombres y mujeres que están en excelente forma, se ven fabulosos y parecen felices. Tienen relaciones maravillosas, parecen disfrutar de seguridad financiera y sonríen cada vez que pasan frente a un espejo.

Nos esforzamos por lograr estos cuerpos delgados y musculosos. Nos dicen en los anuncios y en las revistas que lo único que tenemos que hacer es tomar una píldora y podremos tener estos cuerpos esculturales. Nos prometen que nos vamos a parecer a los modelos si compramos tal o cual aparato de gimnasia. Nos engañamos creyendo que si comemos algas durante una semana podemos bajar diez kilos.

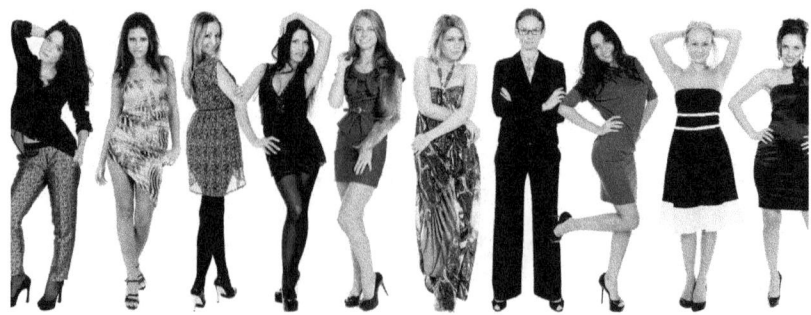

Tal vez seas una de las personas a las que su médico o un ser querido le han dicho que tiene que bajar de peso por problemas de salud como la diabetes o la enfermedad cardíaca coronaria. Quizá tengas problemas para moverte debido a la obesidad. El peso pone más presión en las articulaciones y causa dolor. O tal vez quieras bajar de peso porque tienes poca energía. Te cansas mucho y no puedes hacer demasiadas tareas porque te quedas sin aliento.

Es cierto que el sobrepeso implica muchos riesgos para la salud. Cuanto más sobrepeso, más probable es que se desarrollen problemas de salud. Alguien con 40 por ciento de sobrepeso tiene el doble de probabilidades de morir prematuramente que una persona de peso normal. Este efecto se presenta después de 10 a 30 años de obesidad.

Las personas con obesidad abdominal o central, caracterizada por demasiada grasa alrededor del estómago y el abdomen, tienen un mayor riesgo de problemas relacionados con el peso. La obesidad abdominal es uno de los síntomas principales de la enfermedad cardíaca y la diabetes.

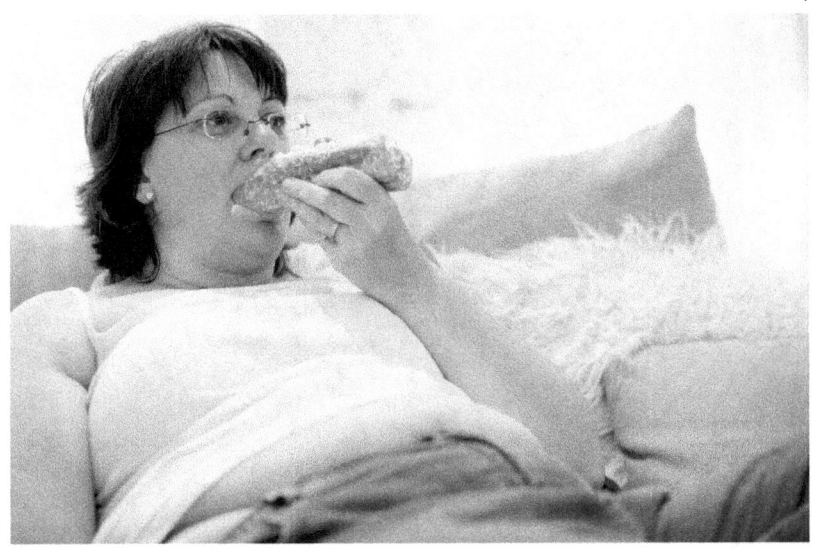

La buena noticia es que bajar un poco de peso puede reducir tus probabilidades de desarrollar enfermedades del corazón o un accidente cerebrovascular. Reducir tu peso en un 10 por ciento puede disminuir la probabilidad de desarrollar enfermedades cardiacas. Los estudios demuestran que puedes mejorar tu salud al bajar cinco o diez kilos.

El sufrimiento emocional puede ser uno de los aspectos más dolorosos de la obesidad. La sociedad se guía por el aspecto físico y a menudo equipara el atractivo con la delgadez, especialmente en las mujeres. Este tipo de mensajes hacen que las personas con sobrepeso se sientan poco atractivas.

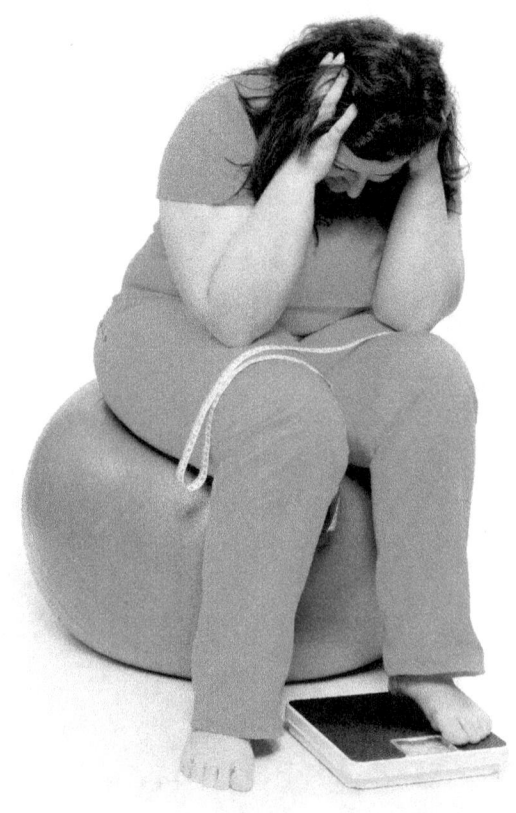

Deja de engañarte

Si eres como yo, te gusta comer. Te encanta comer varias comidas en grandes cantidades. Odias las dietas porque sientes que estás muriendo de hambre y los antojos son tan insoportables que eventualmente renuncias a la dieta y comes en exceso. Luego te sientes mal, pero simplemente no puedes evitarlo.

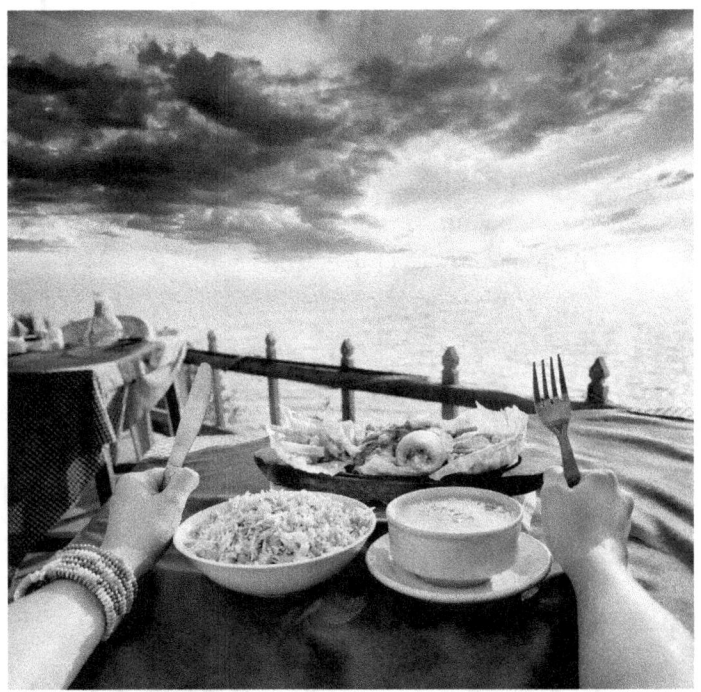

¿Cuál es el secreto para bajar de peso y mantenerlo? En primer lugar, dejar de hacer dieta. Este no es un libro de dietas. En cambio, tienes que pensar en un cambio de estilo de vida. Lo importante es cambiar los malos hábitos y tomar el control de tu vida. Una vez que recuperes el control, podrás tener y mantener ese cuerpo que deseas.

CAPÍTULO UNO

Causas Del Sobrepeso

¿Cuáles son las causas? Hay algunas cosas que han llevado a este problema, y no son fáciles de resolver. Una de ellas es que nos hemos convertido en una sociedad más sedentaria. Muchos puestos de trabajo implican estar sentado todo el día frente a una computadora. Además, estamos trabajando más horas. Esto significa que las personas tienen poco tiempo y necesitan comidas rápidas.

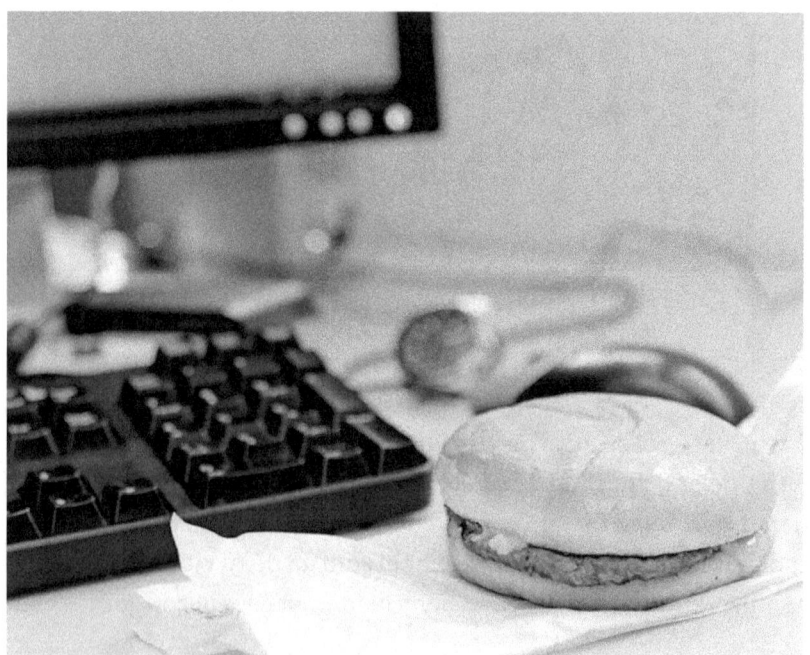

Desafortunadamente, esta comida está llena de grasa y calorías y carece de nutrientes esenciales. La gente se pone a dieta, toma pastillas y espera lo mejor. Los resultados son mixtos, pero raramente de larga duración. ¿La razón? Es que comer no es sólo una función biológica. Es una función mental y emocional. Hay muchas cosas relacionadas con el acto de comer, que no pueden solucionar una píldora o una dieta de moda.

Los seres humanos somos criaturas de hábitos. Cuando tenemos la oportunidad, actuamos de maneras que nos hacen sentir seguros y cómodos. Si no cambiamos este comportamiento desde su propio origen, ninguna píldora de dieta en el mundo ayudará mucho.

Nuestros hábitos y creencias acerca de comer son propios. A cada persona le gustan ciertas cosas, come ciertas cosas, come ciertas cantidades y suele mantener un cierto peso por elección individual. Estas elecciones no se desarrollaron de la noche a la mañana, sino en el transcurso de los años desde nuestro nacimiento.

Desarrollamos hábitos, gustos y aversiones e incluso alergias alimentarias a una edad temprana. El sistema digestivo de un bebé humano está preparado para digerir la leche de su madre. Por alguna razón, esto no siempre sucede. La leche materna no sólo brinda nutrición a un bebé en crecimiento sino que además promueve su desarrollo psicológico y emocional.

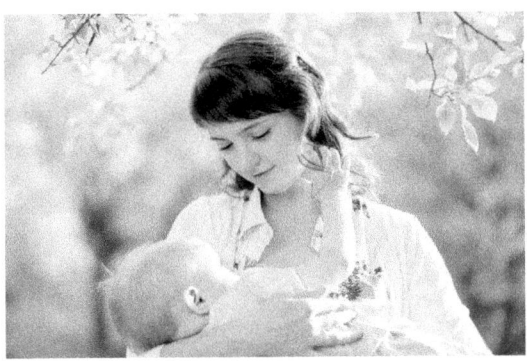

Un bebé necesita estar cerca de sus padres y recibir atención para desarrollarse adecuadamente. También desarrolla un sentimiento de seguridad y de vínculo con su madre. Sin este vínculo y seguridad, comenzará a presentar ciertas características como desconfianza e irritabilidad. Además, estos sentimientos no resueltos de seguridad estarán asociados a la alimentación.

Si un bebé llora mucho porque tiene hambre y no se le da comida, puede además presentar problemas de retraso mental, psicológico y emocional. Cuanto más tiempo llore y no se le de alimento, el problema será mayor.

Cuando un niño empieza a comer alimentos sólidos, puede desarrollar hábitos alimenticios duraderos y sentimientos hacia los alimentos. Si a un niño se lo corrige mucho sobre su forma de comer, se puede poner muy nervioso cuando come. En cambio, si hay un ambiente enriquecedor y los padres están presentes cuando el niño come, se sentirá seguro y consolidado.

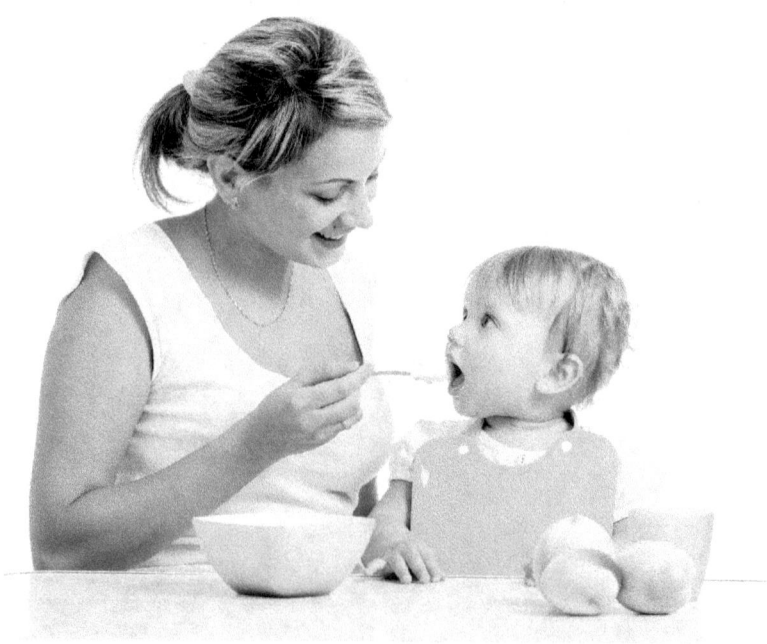

Deja de engañarte

El ¿Cómo? y ¿Dónde? come el niño afectará sus hábitos más adelante. Si el niño come solo, puede sentirse aislado y sentir que la comida y el acto de comer no son importantes. Si se le permite hartarse de comida todo el día y no tiene un horario regular de alimentación, esto se traducirá en atracones más adelante en vida. Lo que un niño come a una temprana edad definirá cómo y qué comerá más adelante. Si se le dan alimentos altos en carbohidratos todo el tiempo, desarrollará una afinidad por este tipo de alimentos. Si crece comiendo comida rápida, eso comerá más adelante.

Al crecer y madurar, nuestras opciones de comida —cuándo comemos, qué comemos y cuánto comemos— a menudo se remontan al momento en que desarrollamos este hábito en la infancia. Mediante la repetición y el refuerzo, somos quienes somos.

La buena noticia es que puedes crear nuevos hábitos, nuevas formas de considerar a los alimentos y cambiar tus hábitos alimenticios. Esto puede ocurrir sin necesidad de drogas adictivas, laxantes o dietas que te hacen sentir como que te estás torturando.

Dentro de cada uno de nosotros hay un observador silencioso, la mente subconsciente. Es lo que nos impulsa, nos motiva y nos empuja a actuar de cierta manera. A esta parte del cerebro debes acceder para cambiar realmente tus hábitos alimenticios.

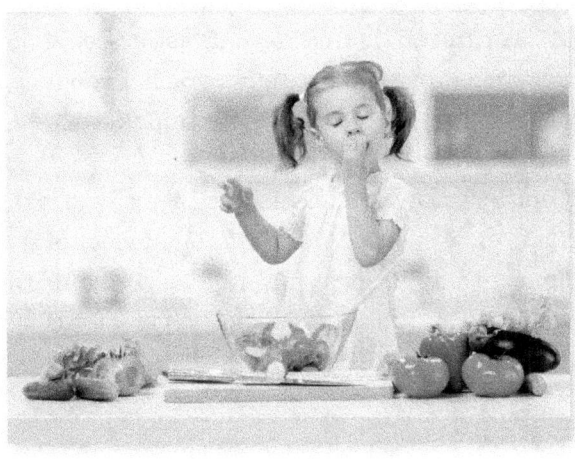

Otra buena noticia es una vez que se cambian, estos hábitos son duraderos. No terminan ni dejan de funcionar como las dietas o las pastillas. Las técnicas que aprenderás aquí te ayudarán a solucionar el problema desde su origen.

La respuesta al problema de peso es simple. Si no utilizas la misma cantidad de calorías o grasa que consumes, se almacenarán como grasa en tu cuerpo. Sin ejercicio, no podrás quemar esta grasa. Así que si puedes formar nuevos hábitos y motivarte desde adentro, no sólo podrás bajar de peso, sino que no tendrás problemas para mantener tu peso óptimo.

¿POR QUÉ ENGORDO? SI NO COMO MUCHO...

Este método no es nada complicado, pero sí requiere una mirada objetiva a tus hábitos y realizar algunos cambios. Esto significa dejar de comer chatarra y aprender a controlar las emociones que te hacen comer cuando en realidad no tienes hambre.

No quiero que te sientas ofendida, pero tienes que tomar conciencia de que te estás matando lentamente con la grasa abdominal, que después de muchos años es cada vez más difícil de eliminar.

¿Y QUÉ HAY DE LA BEBIDA?

La comunidad médica sabe que la población indígena y las poblaciones mestizas carecen de una enzima natural en el cuerpo. La falta de esa enzima provoca que te emborraches con un par de cervezas e incluso hay gente que muere por tomarse dos o tres packs de seis cervezas.

Esta es una enzima digestiva que también afecta la descomposición de grasas en el cuerpo. Así que al tomar alcohol se deteriora todo el sistema; te emborrachas más rápido, el alcohol ralentiza la descomposición de las grasas en el cuerpo y demoras mucho más en expulsarlas del cuerpo.

DIETA INADECUADA

Todas las familias saben cuál de sus miembros es el que puede comer más tacos. En nuestra familia es Enrique, que puede comerse doce tacos en una sentada. Un amigo mío de Jalisco dice que su hermana puede comer quince... Un restaurante de Querétaro tiene un concurso en el que algunos llegan a comerse hasta treinta tacos.

Un taco de frijoles con queso y cebolla significa alrededor de 350 calorías; un taco de carnitas con los extras llega a unas 750 calorías. Entonces, Enrique come unas 9,000 calorías en una sola comida. La hermana de mi amigo puede comer 11,000 calorías en una comida. Y el ganador del concurso del restaurante, unas 22,500.

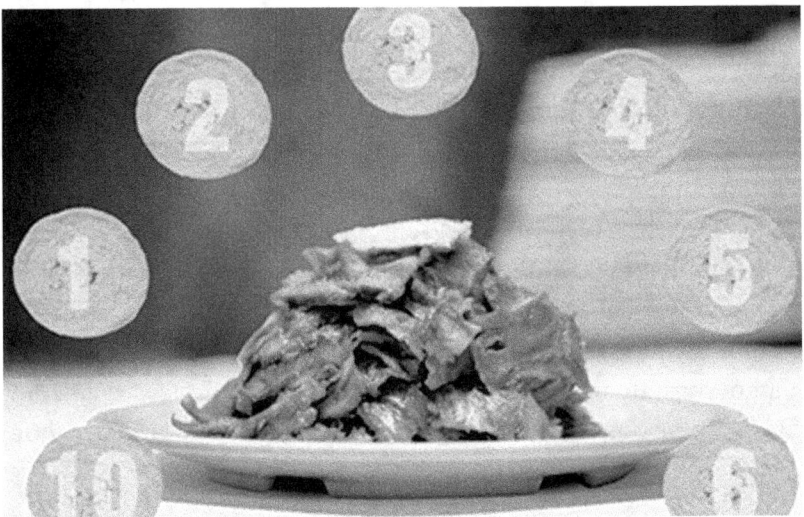

¿Crees que eso está bien? Si es así, ya puedes dejar de lado este libro porque ese sería un pensamiento tonto. Este libro no es la guía para que los tontos bajen de peso, porque todos sabemos que los tontos no pueden seguir instrucciones. Este libro te guiará para que dejes de pensar y actuar tontamente.

¿CAUSAS DESCONOCIDAS DEL SOBREPESO?

Muchos dicen que su gordura es glandular y que esa es la causa por la que no pueden recuperar sus hermosos y esbeltos cuerpos. Sin embargo, debo decirte que eso rara vez es cierto.

Nadie puede seguir engordando si come una dieta apropiada y saludable. No puedes seguir engordando si tomas agua y comes sanamente; haces ejercicio y tomas vitaminas y minerales.

Los problemas glandulares se presentan después de engordar, no antes (excepto en casos de glándulas hiperactivas), pero la realidad es que una persona con una mente y cuerpo sano y una dieta adecuada no engorda.

Para bajar de peso y mantenerlo, hace falta que dejes todo lo demás de lado, incluyendo las invitaciones de tu novio o esposo a comer hasta hartarse en un buffet. Eso es una locura. La definición de locura es hacer siempre lo mismo y esperar un resultado diferente. ¡NO SE PUEDE BAJAR DE PESO COMIENDO BUFFETS!

Sin embargo, sí puedes bajar de peso —presta atención— haciendo el amor. Si disfrutas del sexo, practícalo. No voy a entrar en el terreno del control de la natalidad, tú sabes lo que se necesita para disfrutar del sexo y fíjate que una buena media hora de hacer el amor significan unas 600 calorías quemadas. ¡Qué tal! Si haces el amor durante una hora, serían unas 1200, habrás perdido medio kilo y probablemente tú y tu pareja estarán más sonrientes y de buen humor.

LA VIDA SEDENTARIA

Te sientas frente a la tele o a leer revistas durante horas y no te mueves para nada... pues ése es el problema. Así como te lavas las manos antes de comer, después de cada comida tienes que caminar de 15 minutos a una hora; cuanto más, mejor. Lleva contigo siempre medio litro de agua para tomar durante tu caminata, preferiblemente en los primeros minutos. Cuando termines de caminar, toma otro medio litro de agua. Luego ve al baño porque tendrás que orinar.

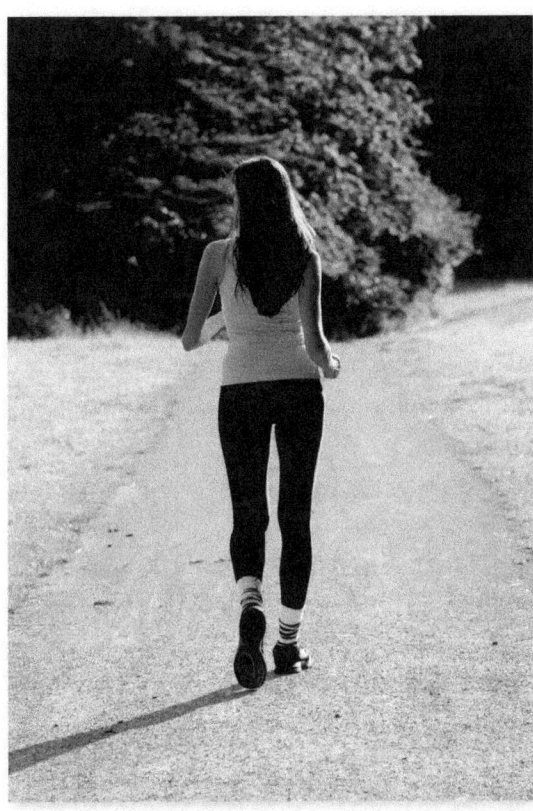

Hemos llegado al siglo 21 sin darnos cuenta de que nuestros cuerpos no están hechos para ESTIRARSE una y otra vez atiborrándonos de comida en cenas buffet y para tratar de encogerlos luego con la dieta de moda. Y luego lo estiras de nuevo en la boda de tu hermana, mientras piensas que tuvo suerte de casarse a pesar de su historia, pero te callas y sonríes como una buena hermana y calmas tus emociones comiendo como si fuera la última cena. Esto me dice que tienes problemas de autocontrol, que usas la comida para sentirte mejor y sofocar las emociones negativas. ¿Y por qué con comida? ¿Por qué no con algo igualmente adictivo? Ajá... ¿así que usas algo más? ¿Por qué te estás haciendo eso?

¿No te das cuenta de que la vida tiene un increíble valor y un propósito? ¿Y que dentro de ti no solo está la persona delgada y hermosa que fuiste alguna vez sino también esa maravillosa alma que entiende por qué estás aquí y lo que Dios, Jesús o la Virgen de Guadalupe quiere que hagas? Ninguno de ellos quiere que engordes y tengas una muerte prematura. ¿Por qué lo haces?

¿Qué es lo que no te gusta de tu vida? ¿Qué querrías cambiar? ¿Qué quieres mejorar? ¿Qué te gustaría cambiar para tener la vida que quieres?

No estoy hablando de ninguna estrella de Televisión que cambia de pareja como de ropa interior; estoy hablando de personas que tienen una buena vida, ayudan a que los demás mejoren la suya y se sienten agradecidas y enriquecidas en el proceso.

Como mujer mexicana, sientes que la familia es una parte esencial de la vida y, si eres madre, comprendes que eres responsable de otras personas. Tú siempre apoyas a los miembros de tu familia y ellos, por lo general, también te apoyan. Pues bien, si les dices que TIENES que bajar de peso por muchas razones, seguramente te ayudarán a seguir este plan que va más allá de cualquier otro que conozcas.

Hasta ahora, se trataba de comer todos los tacos posibles, suficiente rosca de Reyes como para sacarte un Niño Jesús y comprar los tamales, y todo eso se acumuló en tu cuerpo, especialmente en el abdomen. Si vieras lo que ese sobrepeso le hizo a tu hígado, te sentirías mal.

Esta es la imagen de un hígado sano y normal de una persona que no tiene sobrepeso ni adicciones.

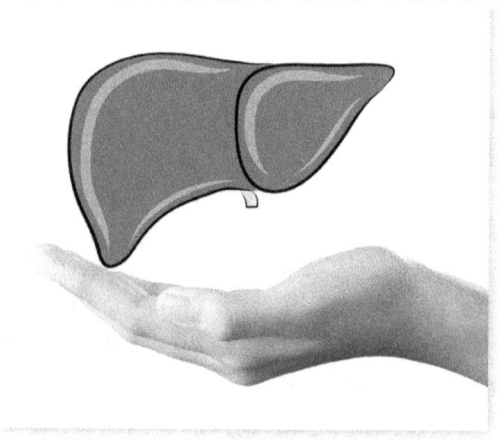

Deja de engañarte

Y este es el hígado de alguien con sobrepeso y grasa abdominal. Se llama hígado graso y es una enfermedad bastante fea.

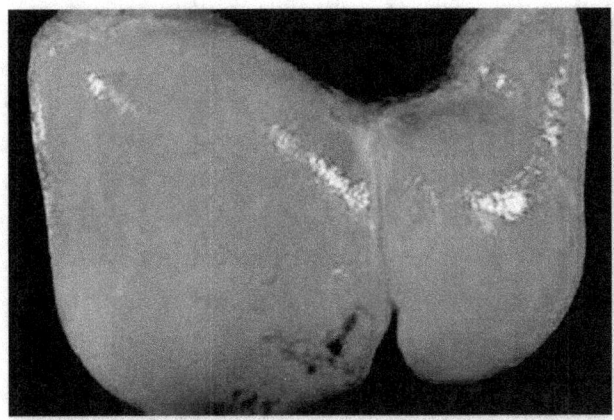

¿Algo de esto te hace consciente de lo que le estás haciendo a tu cuerpo? Todos los días muere gente por la enfermedad del hígado graso, provocada por la grasa acumulada que finalmente les destruye la vida. ¿Eres una de esas personas?

¿Estás lista para mejorar tu vida, bajar de peso y tener el cuerpo que siempre quisiste?

El cuerpo puede auto repararse si se le da el ambiente apropiado. Sin embargo, incontables tacos bajados con Coca-cola o Fanta no es el entorno adecuado para bajar de peso ni para ningún tipo de desarrollo personal.

SEIS COMIDAS SON MEJORES QUE UNA

Seis pequeñas comidas al día satisfarán tu necesidad de alimentos.

1. Un desayuno ligero; tal vez cereal con leche descremada y fruta, o un huevo, una rebanada de pan tostado, café o té. Eso es un desayuno ligero.

    Ahora te diré qué NO ES LIGERO: omelette, chilaquiles, huevos con carne, hot cakes, pan dulce, bizcochos, etc. ¿Se entiende?

2. Es hora de comer futa. Naranjas, manzanas, peras, sandía, melón, mango, carambola... NO JUGOS DE FRUTA AZUCARADOS. Y toda la fruta debe ser fresca, o jugo fresco recién hecho.

3. Esta es la tercera comida y es un almuerzo ligero... Sé que preferirías una torta de puerco con salsa, pero tienes que empezar a pensar en lo que no debes comer porque el cuerpo no puede procesarlo bien. Y esta es la lista: harina, azúcar, ni siquiera el azúcar no procesada y, por supuesto, nada endulzado con azúcar. Luego te diremos más pero, por ahora, las instrucciones son las siguientes. Puedes tomar un mango, un par de limones y hacer limonada con miel (deliciosa) y comer una ensalada de lechuga, jitomate, cebollas, pimientos verdes y algo de aguacate y aderezarla con unas gotas de limón, vinagre (o vinagre balsámico) y aceite de oliva. Nada de crotones, ni trocitos de tocino, ni crema, ni aderezos preparados. Puedes sazonarla con las especias que quieras, pero no con sal, y hacerla abundante.

4. Si todavía tienes hambre después de esa comida, dos manzanas serían maravillosas para tu salud y bienestar. Si tiendes al estreñimiento, puedes agregarle 2-4 ciruelas en compota con su jugo y eso te normalizará. Puedes sustituir las manzanas con dos rebanadas de sandía, o un cuarto de melón chino. Recuerda, una sola fruta –compota de ciruelas si es necesario– y nada más hasta la cena.

No puedes comer refrigerios en este programa porque ya los incluye.

5. La comida principal es el momento divertido. Sé creativa: pescado, pollo, cordero, cabrito, venado, incluso leones, tigres y osos (es broma). Y recuerda ese chiste: ¿cómo se come un ele-

fante? Un bocado por vez. Este es el secreto para bajar de peso y, como verás, esta no es una dieta. Lo que vas a aprender es a vivir bien tu vida durante muchos años y prosperar, como sugería Spock en Viaje a las Estrellas.

Hay algunas limitaciones en tu alimentación, sobre todo en cuanto a las porciones. Esto no es un buffet casero. Habrás notado que no incluí el cerdo en la lista y hay una razón, aparte de que no quiero que comas como uno de ellos, y es un factor digestivo. Al principio del programa quiero restablecer tu digestión y por eso vamos a hacer las cosas simples.

Antes de cada comida —y sobre todo antes de la cena— tienes que tomar medio litro de agua quince minutos antes de comer.

A mí me gusta empezar la cena con un caldo. Puede ser de carne, de pollo o de verduras con un poco de agua extra, porque la mayoría de los caldos concentrados tienen mucha sal y no quieres nada salado. Puedes ponerle algo de arroz integral a tu sopa, algo de verduras frescas o salsa de soya para darle más sabor. También puedes añadirle un par de rebanadas de aguacate, hierbas o especias.

Recuerda que el caldo y las verduras deben ser la mayor parte de la sopa, así que si usas arroz integral, que sea con moderación.

¿CÓMO COCINAR?

A mí me gusta asar a la parrilla, o cocinar pollo o pavo al horno y creo que cocinar con aceite no es bueno. El aceite hace engordar, y los que se dice que no engordan, en su mayoría no son aptos para el consumo humano. Pero hay alternativas: mantequilla en lugar de margarina, o cocer en agua y salsa de soya —luego te daremos recetas. Pero por ahora, no se permiten las milanesas, nada empanizado. Sin embargo, ¡verás qué salsas! Te van a encantar y vas a desarrollar un gusto gourmet.

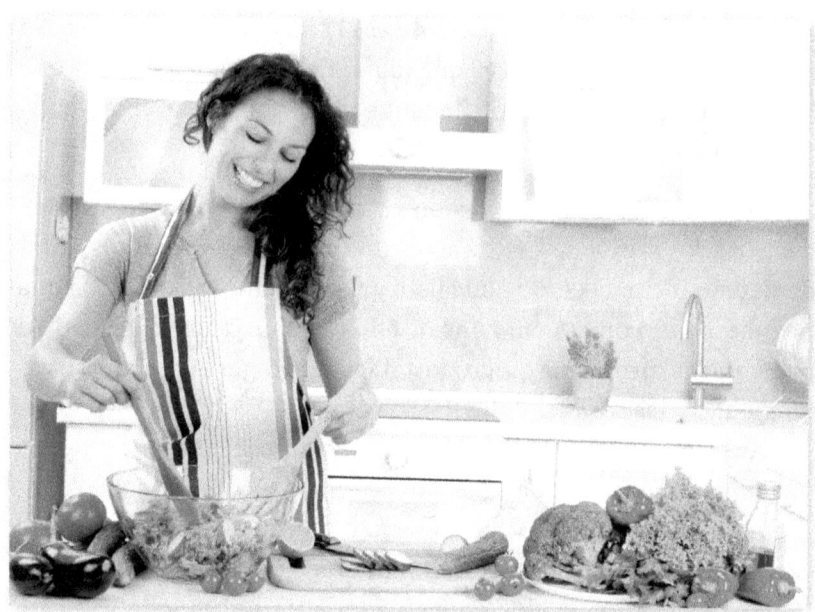

Para acompañar tu platillo principal, que serán unos 200 gramos de carne, pollo, pescado, cordero, etc., tal vez un camote o una papa. Más adelante hablaremos de eso.

6.   Ahora, esta comida es fruta, con Yakult o yogur, y agua...

Vamos a hablar más sobre otras bebidas y acerca de cómo aplicar este plan, pero el siguiente tema es ¿por qué? ¿Por qué tienes ese peso? ¿Por qué todo el problema de peso?

Hay muchas líneas de pensamiento, pero la verdad es que nunca te han dado la respuesta correcta. Y la respuesta a esta pregunta es que el problema de peso surge por comer demasiado de los alimentos incorrectos, los malos hábitos alimenticios, poco o nada de auto control... y, esencialmente, permíteme que lo diga en los términos más insultantes posibles: LA ESTUPIDEZ ES LA CAUSA DEL SOBREPESO. La estupidez (o la ignorancia) acerca de qué comer, cuándo comer, cómo hacer ejercicio, cuándo hacer ejercicio y más.

Sin embargo, creo que en las escuelas se enseña a comer una dieta equilibrada. ¿Cuántas personas conoces que comen una dieta equilibrada? Apuesto que muy pocas.

PERO ME ENCANTAN LOS TACOS...

Muy bien, y tengo una solución para eso: tacos hechos con hojas de lechuga o espinaca en vez de tortillas, o con tortillas de nopal.

A la mayoría de las mujeres les encanta la comida sana una vez que la han probado durante un tiempo porque los sabores son frescos y vibrantes y se sienten mucho mejor después de comer una ensalada o un cóctel de frutas.

En cambio, los hombres comen como hombres, cinco/diez tacos, tres tazones de pozole y cuatro tamales... o más. En un buffet, mezclan en el plato carne con papas, coditos con crema y todo lo que puedan, mientras las mujeres —por lo general— comen ensaladas, verduras y fruta.

Las mujeres tienen la tendencia a alimentarse sanamente, aunque a veces sufren la influencia de su entorno y se les olvida que son parte de la Naturaleza. Después de todo, la Madre Naturaleza es un espíritu femenino, como ellas.

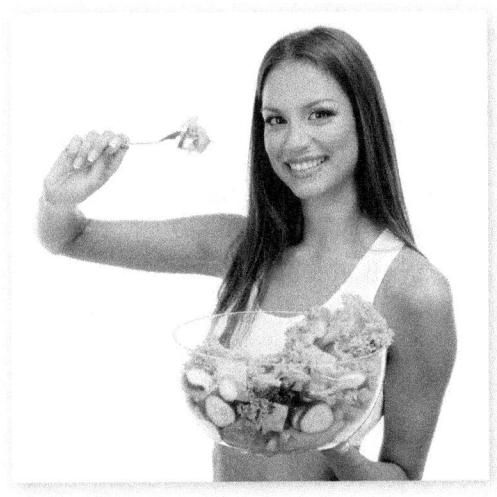

Más adelante te daremos la receta de tacos con hojas de espinaca y lechuga, para que puedas darte el gusto y adelgazar al mismo tiempo. También te daremos recetas de sopas y otros sabrosos alimentos, pero debes estar mentalmente preparada para bajar de peso.

LA CIENCIA MÉDICA LO APRUEBA

La ciencia médica ha determinado que el sobrepeso provoca hipertensión, problemas de pecho/cardiacos, problemas digestivos y una larga lista de enfermedades que pueden revertirse fácilmente.

Estudié incontables programas de control de peso y analicé uno de esos programas en un hospital de Florida, E.U., y la administración del hospital me ofreció un empleo. Como soy una persona inusual, me pregunté cómo la gente podía pagar ese carísimo programa de miles de dólares.

"Es fácil," respondieron. "Los obesos generalmente son personas enfermas. Sus médicos les diagnostican todas sus enfermedades con minuciosos exámenes físicos e incontables análisis y pruebas de laboratorio. Luego les recetan medicinas para todo lo que encuentran, que generalmente incluyen medicinas para la hipertensión y les recomiendan un programa de control de peso para adelgazar, el programa del hospital y la compañía de seguros paga el 80%. Y tenemos un trabajo para usted, ¿lo acepta?"

Esta es una estafa médica, ¿por qué tendrías que pagar miles de dólares para que el cuerpo haga lo que haría naturalmente si sigues nuestro plan?

Esta guía te dará un enfoque más satisfactorio para un estilo de vida más lleno de energía, positivo y saludable. Podrás experimentar más energía y vitalidad internamente y concentrarte en las cosas que realmente quieres en tu vida. Durante este proceso, hay una cosa en la que debes concentrarte todo el tiempo, tu meta.

Tu meta, o tu resultado es el proceso de visualizar cómo quieres que sea tu vida una vez que tengas mejor salud y hagas realidad las metas que has establecido. Aprenderás a crear esta visión a través de técnicas creativas a lo largo de este libro. Esto es muy importante para mantenerte motivada, así que si alguna vez sientes que te estás desviando, ¡recuerda seguir visualizando tu meta final! ¡Mantente concentrada en tu meta!

CAPÍTULO DOS

Plan y Método

Entonces, aquí está el plan:

1. Aprende a aceptarte tal como eres

Eso no es difícil de hacer porque no serías quien eres, como eres, si no hubieras vivido tu vida exactamente como ha sido. Todo es parte de un gran plan para que aprendas lo maravillosa que eres, así que por qué no empiezas a darte cuenta de que eres una buena persona y empiezas a gustarte. Cuanto más te gustes, más te gustarán los demás. Cuanto más te gusten los demás, más se gustarán ellos. Cuanto más se gusten ellos, más les gustarás tú.

Cuanto más te gus-
tes, menos buscarás algo
que comer para hacerte
sentir bien porque ya te
sientes bien.

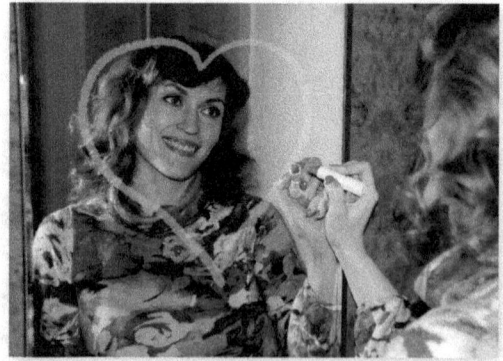

2. Cree en ti

La clave de una vida ple-
na, independientemen-
te de lo que hagas, es creer en ti. Y, de nuevo, puedes creer en ti una vez que te das cuenta del poder que está dentro de ti. Esa ener-gía que hace bombear tu corazón y hace funcionar tu cerebro, esa energía eléctrica, es muy potente. ¿Y cómo lo sé? Bien, obviamen-te, cuando esa energía abandona el cuerpo, dejas de vivir. Esa es la energía de la vida que está dentro de ti.

Hay todo tipo de teorías religiosas y espirituales en cuanto al origen de esa energía, pero puedo decirte esto con certeza - ningún doctor te enchufó a un cargador de baterías y te cargó. Incluso hay una teoría de que para cargar la batería - tienes que tener sexo. ¡Suena divertido! No creas todo lo que lees, sobre todo si suena demasiado bueno para ser cierto.

Cuando crees en ti - tienes fe en que tus decisiones serán las correctas para ti y los que te aman y confían en ti: tus hijos, tu esposo, tus padres u otras personas. Si tu hijo se enferma, sabes cuándo ir al hospital. Lo sabes, es instintivo y automático y haces un buen trabajo como madre. Entonces, cree en ti. Además, tienes muchas otras razones para creer en ti, piensa en eso. Eres responsable de otros, pero ahora es el momento de asumir la responsabilidad por ti misma.

3. Sé responsable

Por supuesto, ya eres responsable de tantas cosas y de muchas otras personas en tu vida, y debido a las presiones y tensiones, tal vez no tuviste el tiempo o la energía para asumir la responsabilidad de hacer lo mejor para ti.

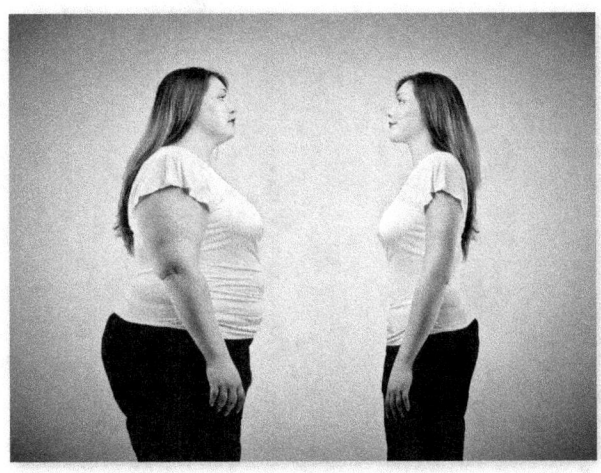

¿Qué crees que es lo mejor para ti? ¿Te imaginas una versión mejor y más maravillosa de ti? Ser responsable es crear un plan de acción para superarte, para ser de la manera que quieres ser.

¿Puedes ser responsable de eso?

EL MÉTODO

- convéncete y asegúrate de cooperar
- establece una meta mental y visual
- imagina los cambios
- escucha audios
- sigue el programa de alimentación
- haz ejercicio y camina
- toma 2-3 litros de agua por día
- sepárate de las relaciones codependientes
- piensa positivamente
- ámate
- disfruta de la vida

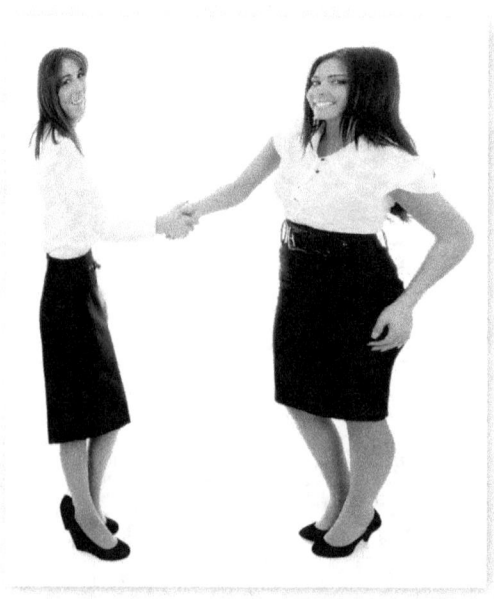

Deja de engañarte

Cooperación

Esto significa que dos personas o más siguen un patrón establecido para alcanzar cierta meta. ¿Vas a cooperar? ¿Qué debe ocurrir para que puedas cooperar?

La capacidad de reconocer oportunidades no es un don, es una cuestión de perspectiva.

Si fueras un pato volando sobre tu vida. ¿Qué oportunidades verías?

Compáralo con el vuelo de una bandada de patos que entienden lo que estás buscando, tus intereses y tus metas.

¿Cómo cambiaría tu perspectiva?

¿Cuánto más podrías lograr?

Lo mismo sucede en la vida.

Cada vez que cooperas, amplías tu alcance y tu perspectiva...

¿Qué significa cooperación? En nuestro contexto, no sólo significa trabajar bien con otras personas para conseguir una meta específica, también significa compartir tus metas, tus deseos y tus intereses para ampliar tu red de relaciones.

Estos son cinco consejos para mejorar tu cooperación:

1. Estar presente. Aterriza en la realidad de dónde estás, tus dones y talentos, y lo que quieres para ti. Cuando tienes claridad sobre ti misma, tus intentos para cooperar con los demás se verán sinceros.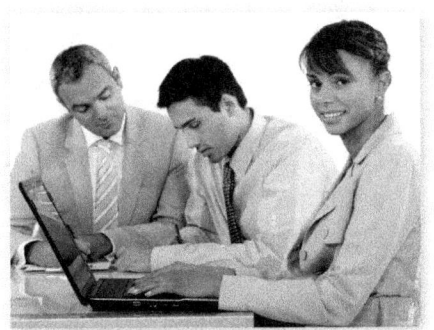

2. Involucra a otros. Ya sea para realizar una tarea por primera vez o resolver un problema único en la vida. Aquí aplica el viejo adagio de que más cabezas piensan mejor que una.

Claro, compartir tus metas significa que podrías ser criticada. Este es el riesgo para obtener la recompensa; tienes que estar dispuesta a hacerlo si quieres la oportunidad de cosechar los beneficios.

¡Y la crítica puede ayudarte a dar pasos importantes hacia el éxito!

3. Sé compasiva. Conoce los intereses de los demás. Respétalos y destaca sus puntos fuertes. Actúa de una manera mutuamente satisfactoria.

4. Reconoce que el éxito es ilimitado. Enfrenta cada día con la idea de que el éxito de los demás es el camino a tu propio éxito. El éxito es ilimitado. A menos que estés en un evento deportivo individual, nunca compitas excepto contra ti misma.

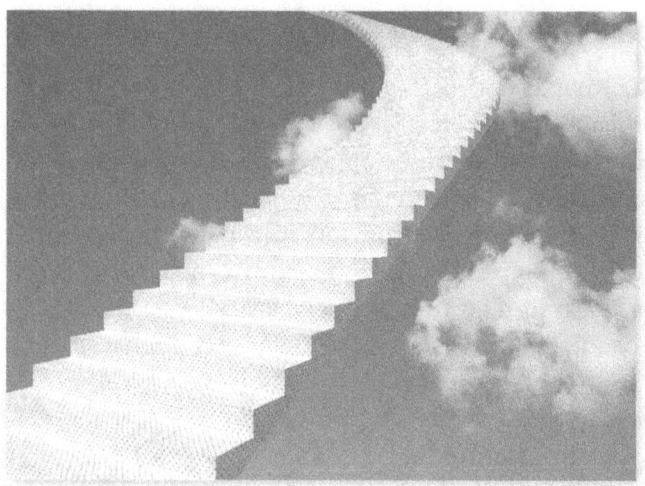

5. Aprecia la diversidad. Como muchos, es probable que te rodees de los que son más parecidos a ti. Ampliar nuestra red de relaciones con los que son diferentes en experiencia laboral, educación, raza, religión, o personalidad puede enriquecer nuestras vidas, nuestro pensamiento y nuestras perspectivas.

Incluye a aquellos que no entiendes o son diferentes. Pídele a las personas exitosas que compartan sus historias y sin duda hablarán de otros que les abrieron puertas, les presentaron a otros contactos, o les ayudaron a ver oportunidades que no sabían que existían. Crea oportunidades favorables por medio de la cooperación.

Ahora te preguntarás por qué estamos hablando de cooperación. Habrá otras personas involucradas en tu búsqueda para perder peso, ponerte en forma y ser delgada y más atractiva. Otras personas te darán consejos, te acompañarán, harán ejercicio contigo, podría ser tu médico de cabecera, posiblemente una nutrióloga y otros.

La parte difícil de este proceso de cooperación es estar dispuesta a hacer tu parte para que se realice.

Cooperaremos para seguir este plan día y noche, ¿lo harás?

La verdad es que después de unos días duros - vas a empezar a sentirte mucho mejor, y gran parte de la congestión o bloqueo de los síntomas físicos empezarán a desaparecer. Y también empezarás a bajar de peso y sentirte mejor.

Recuerda - la vida es un viaje: realmente todavía no has dado el primer paso por el camino de convertirte en quien realmente quieres ser. ¿Quién quieres ser? Bueno, no habrías comprado este libro ni empezado a leerlo - si no quisieras experimentar grandes cambios.

Ahora es tu oportunidad, ¿estás lista para cooperar con el CAMBIO QUE DESEAS?

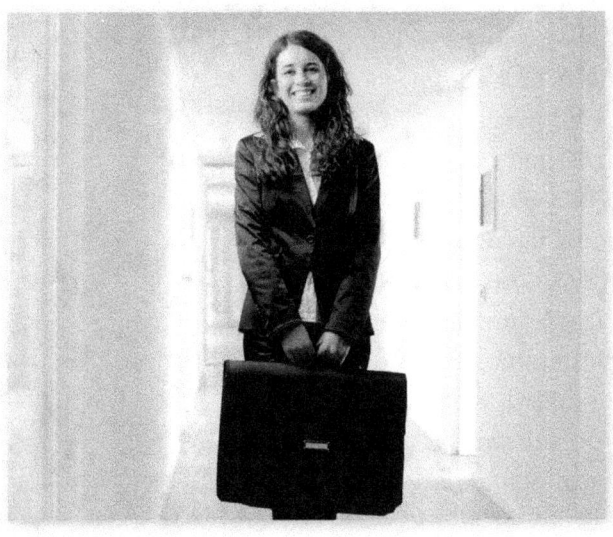

ESTABLECE UNA META MENTAL Y FÍSICA

Aquí empieza la diversión. Podrías escribirlas, pero eso sería aburrido. El método que te voy a dar es divertido, puedes hacer una sesión de práctica primero y luego una final. Todo el mundo tiene un sueño de la apariencia que quiere tener, y cómo se quiere sentir. Escribirlas, como dije antes, es aburrido. Y la famosa frase es cierta, una imagen vale más que mil palabras. Este es el momento de establecer la meta en una imagen:

Olvídate de lo que quieren los demás; olvida lo que quieren tus padres, tu suegra - olvida lo que quiere tu marido o tu jefe.

¿Qué es lo que tú quieres? ¿Cómo te gustaría verte?

Fíjate en tus revistas – encuentra la foto de alguien con ese cuerpo que imaginaste y recórtala. Asegúrate de que la foto sea lo suficientemente grande como para que puedas verla a distancia.

Genial, luego encuentra una buena foto de tu cabeza. Y asegúrate de que coincida con el ángulo de la foto del cuerpo que recor-

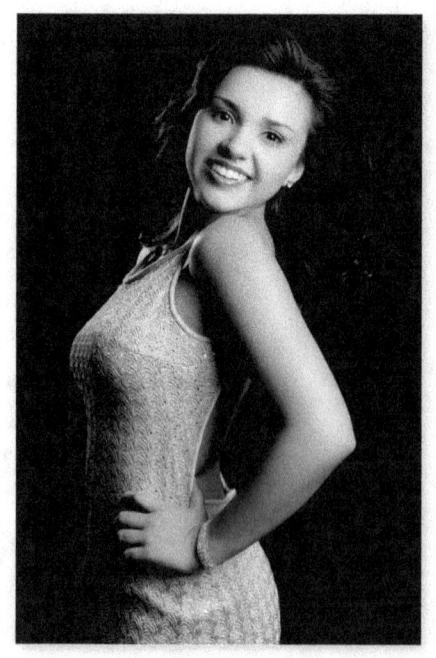

taste... Con esto podríamos hacer algunas comparaciones increíbles, modificar la imagen de tu cara, reconstruirla digitalmente y enviarte una imagen de ti con ese cuerpo perfecto, en formatos jpg, tif, png, u otros (para que la imprimas o la uses como fondo en tu iphone, tablet o computadora – por sólo $99 pesos).

O, si no usas mucho la tecnología, tomaremos tus fotos, las mejoraremos y las uniremos al estilo de cuerpo que prefieras y luego te mandaremos un poster (para que lo pongas en la pared y te visualices, por sólo $199 pesos)

Puedes hacer tu pedido en: info@ipublicidades.com

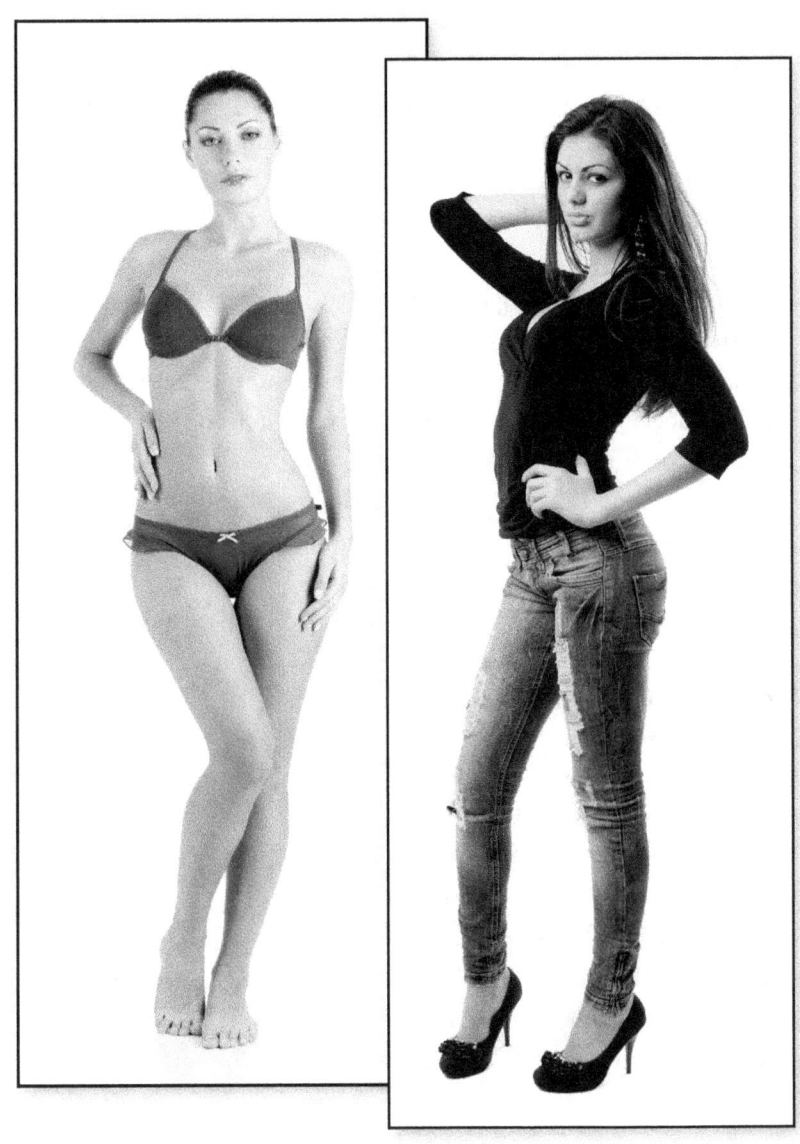

La razón para realizar la compra es para que te imagines tu apariencia en el futuro. Verte de esta manera le ayudará a tu mente a crear esa apariencia. La gente se reirá si les cuentas, así que será nuestro secreto.

Al fijar tu meta visualmente, ver tu futura imagen varias veces al día te ayuda a programar tu mente para llegar a tener esa imagen. Tu mente subconsciente sabe exactamente lo que necesitas hacer para perder peso y transformar tu cuerpo. Así que cuando tienes esa imagen visual —que nuestro equipo puede producir— estás programando tu propio subconsciente para que realmente luzcas de esa manera.

La meta mental es algo diferente, y requiere que aceptes hacer lo que sea necesario y seguro para bajar de peso y recuperar tu cuerpo delgado. Puede incluir varias cosas, como reconocer tu talla actual y hacer planes razonables con una nutrióloga o un plan de ejercicios con un entrenador.

La parte más importante es convencer al subconsciente y la imagen visual en la pared es la mejor manera de hacerlo; de hecho, esa imagen en varios lugares, y en el protector de pantalla de tu computadora, te ayuda a decirle al subconsciente lo que deseas.

IMAGINA LOS CAMBIOS

Este es un famoso juego llamado *Finge hasta que lo Logres*. Debería haber sido un programa de TV, pero el concepto es un poco más difícil de lo que Hollywood podría producir en un programa.

Debes saber cómo fingir. ¿Puedes fingir que eres más delgada? ¿Puedes fingir que eres más atractiva?

IMAGÍNALO - Realmente cree e imagínate más delgada y más atractiva. Y ve esa imagen todos los días, haciendo las cosas que una persona delgada haría, como comer ensaladas, tomar agua, caminar después de las comidas, sonreír y lucir fabulosa. IMAGÍNALO.

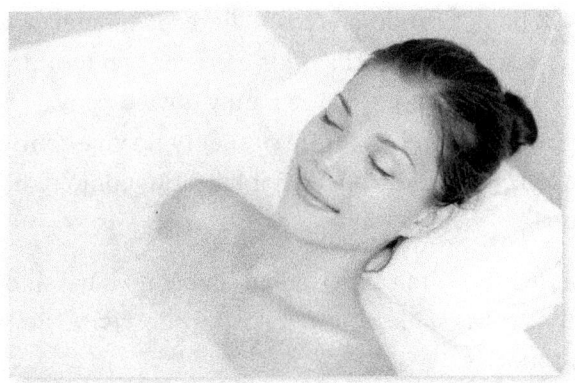

¿Puedes imaginarte feliz? La gente feliz, la gente verdaderamente feliz tiene más autocontrol. ¿Cómo puedes ser más feliz? Mira lo que dijo la madre Teresa:

"Las personas son a menudo irracionales, ilógicas y egocéntricas: Perdónalas de cualquier manera.

Si eres amable, las personas pueden acusarte de ser egoísta y de tener motivos ocultos: Sé Amable de cualquier manera.

Si tienes éxito, te ganarás algunos falsos amigos y algunos verdaderos enemigos: Ten Éxito de cualquier manera.

Si eres honesto y franco, la gente puede engañarte: Sé Honesto y Franco de cualquier manera.

Lo que te costó años construir, alguien puede destruirlo en una sola noche: Construye de cualquier manera.

Si encuentras serenidad y felicidad, ellos podrían tener celos: Sé Feliz de cualquier manera.

El bien que hagas hoy, la gente regularmente lo olvidará mañana: Haz el Bien de cualquier manera.

Da al mundo lo mejor que tienes, y puede que nunca sea suficiente: Da al mundo lo mejor que tienes de cualquier manera.

Porque mira, el Análisis Final, es entre Tú y Dios; Nunca ha sido entre Tú y Ellos de cualquier manera."

Madre Teresa

Sé feliz. Sé feliz ayudando a otros a lograr las metas que quieren lograr. Sé feliz ayudando a tus hijos a crecer con moral y ética. Sé feliz porque tu marido o novio te ama y quiere apoyarte para que hagas este cambio. Sé feliz porque tu suegra no vive contigo. Si vive contigo, sé feliz porque no puede hablar tanto como tú o gritar tan fuerte como tú.

Sé feliz aunque tu última experiencia sexual no haya sido la mejor, porque habrá otras mejores. Sé feliz porque vivirás lo suficiente como para tenerlas.

Sé feliz porque tu mascota no destruye los muebles ni te deja regalitos por toda la casa. Y si lo hace, sé feliz porque le das un hogar cálido y cariñoso.

Sé feliz porque estás viva en este emocionante momento de cambio mundial, y por ser lo suficientemente abierta para aceptar el reto de convertirte en una mejor persona.

Si algún día te aburres, sólo tienes que buscar en línea citas sobre felicidad - y encontrarás cientos de miles de razones para estar contenta. Hazte la vida fácil - SÉ FELIZ.

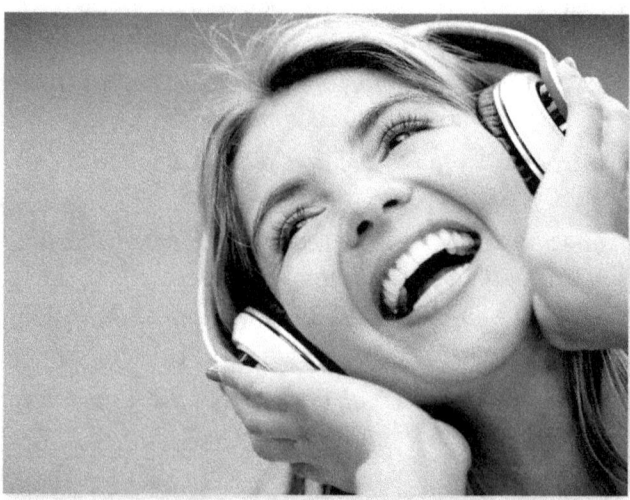

ESCUCHA AUDIOS

Hemos creado unos audios únicos que te ayudarán con tu cambio de estilo de vida y programa de pérdida de peso. Debes escucharlos mientras descansas, con los ojos cerrados, y puede ser que te quedes dormida. Esa es una buena señal porque la información entrará rápidamente en tu mente subconsciente haciendo que el proceso funcione automáticamente y empezarás a bajar de peso mientras cambias automáticamente tu estilo de vida.

Si tienes dificultad en ciertas áreas, como:

1. autocontrol

2. confianza en ti misma

3. caminar

4. hacer ejercicio

5. comer los alimentos adecuados

6. tomar suficiente agua, etc.

Tenemos otros audios disponibles a un costo mínimo que pueden acelerar tu progreso con la pérdida de peso y hacerte sentir orgullosa de ti misma durante el proceso.

SIGUE EL PROGRAMA DE ALIMENTACIÓN

Recuerdo cuando conocí a Diane Hintermann en Nueva York y luego a Robert Mandel, y ambos confirmaron un hecho acerca de la pérdida de peso: no importa lo que comas, puedes bajar de peso comiéndolo.

Diane había bajado de peso comiendo albóndigas y espaguetis. Era la comida que le encantaba y la comió todos los días. ¡Imagínate! Pudo convencer a su mente que podía bajar de peso comiendo albóndigas y espaguetis.

Lo que pasó fue que el primer día Diane estaba emocionada por comer todos los espaguetis y albóndigas que se le antojaban y se atiborró. Luego, al día siguiente, aún emocionada, comió un poco menos. Y al día siguiente, aún menos. Y a medida que pasaron los días, Diane comió solamente lo que su cuerpo necesitaba. La emoción se había ido. Ella tenía que comer espaguetis con albóndigas y ya no se sentía atraída por eso. Era una prisionera en su propia prisión de espaguetis y albóndigas. En menos de una semana de seguir esa dieta, estaba perdiendo peso. Al final del mes había perdido 250 g por día comiendo su comida favorita.

Mi experiencia fue diferente; debía bajar unos 10 kilos y mi comida favorita era filete mignon con papas y mantequilla. Después de un mes de comer filete con papas al horno y una ensalada, tres veces al día, bajé 11 kilos y rara vez he comido filete mignon desde entonces...

Aunque la dieta de tu comida favorita puede funcionar para ti, no estoy seguro de que funcione con tacos. Nunca la hemos probado y las personas que disfrutan los tacos, los aman para siempre hasta el día de su muerte, pero de todos modos te presentaremos una dieta de tacos al final del libro.

Para decidir qué programa de alimentación o dieta funciona mejor para ti, tienes que confiar en que este libro fue escrito específicamente para ti que eres de raza indígena o mixta, porque conocemos el impacto de la dieta autóctona y su estilo particular y por lo tanto hemos diseñado una dieta diferente que te encantará.

Para situaciones de emergencia, como la boda de tu hija, para la que quieres bajar cinco kilos en 10 días, te daremos un plan que si lo sigues al pie de la letra, bajarás esos kilos pero es una dieta de emergencia. No puedes hacer estas dietas de emergencia más de 10 a 14 días, porque cuando el peso desaparece, también lo hacen los nutrientes y eso puede provocar debilidad muscular. No es una dieta para hacer más de dos semanas. Punto. Y sólo una vez al año.

Sin embargo, si quieres bajar cinco kilos para entrar en tu bikini en el verano, sigue la dieta de emergencia durante 2 semanas como máximo y diviértete bajo el sol de verano.

La dieta de emergencia sólo es segura durante dos semanas, como dijimos, y si sigues al pie de la letra las instrucciones, descansas un día por semana de la dieta, que debe ser un día determinado. El resto del tiempo vas a estar activa, caminar, hacer ejercicio, vivir una vida normal. Ese día de la semana, afecta a tu sistema y podrías sentirte algo mareada al comer un protocolo muy limitado. Pero la sensación desaparece con vitaminas, y te enseñaremos qué debes hacer para no sentirte mal ese día. Y todos los demás días estarás comiendo una excelente dieta, que es deliciosa y en abundancia.

SEPÁRATE DE LAS RELACIONES CODEPENDIENTES

Cuando digo "desapegarte" o "separarte", no me refiero a separarte físicamente, sino emocionalmente. Uno de los problemas más frecuentes en la salud emocional de las personas y que afecta mucho las relaciones amistosas, amorosas, familiares, de trabajo y la calidad de vida, se llama "codependencia" o vínculo "codependiente."

¿Y dónde se fomenta la codependencia? Principalmente, en la familia. Todos queremos amar, dar amor, ser amados, es una de las necesidades básicas del ser humano. Pero a veces, lo que parece ser amor no lo es. Nuestra cultura y educación nos han enseñado que amor es dependencia, que amar a los demás es una virtud y amarse a uno mismo es egoísta.

El codependiente es una persona que depende emocional, psicológica, espiritual, física o financieramente de otra persona y está demasiado pendiente de las necesidades, deseos y pensamientos de ésta.

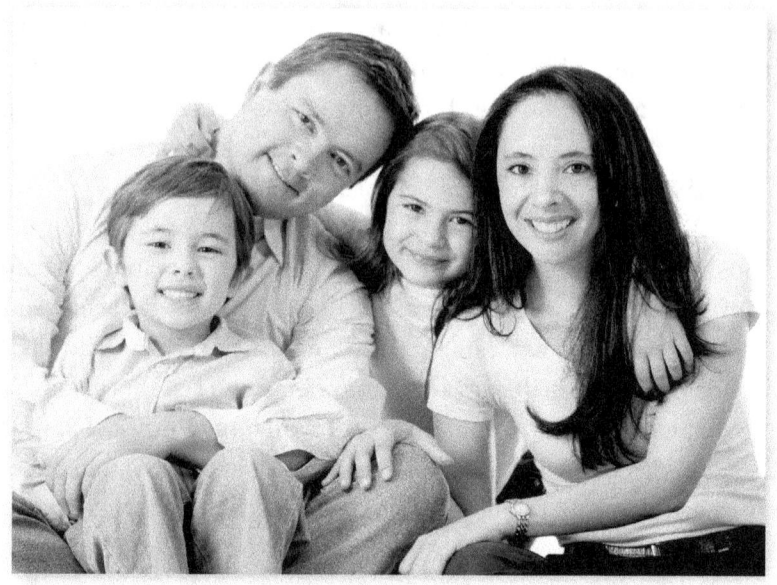

La conducta codependiente está muy arraigada en nuestra sociedad y nuestras familias, porque ahí la aprendemos y la aceptamos como un comportamiento correcto. Aprendemos conceptos de lo que es "ser buenas personas", "buenos hijos", "buenas madres" y nos quedamos estancados en formas de pensar, sentir y comportarnos que nos hacen sufrir inútilmente y que no nos hacen ser mejores personas. Se da mucho el fenómeno de la "familia muégano;" esta familia está tan estrechamente unida que sus miembros no saben actuar de manera independiente y todo lo hacen juntos, todo se consultan. Y si alguno de ellos intenta desprenderse de esta conducta, lo consideran una "mala persona."

Los factores sociales y religiosos aquí en México provocan que las madres, hermanas, esposas y mujeres en general, tengan conductas codependientes como una forma de expresar afecto. Eso se refleja en la actitud del macho mexicano y la conducta abnegada de la mujer mexicana. En la familia, la "madre buena" o el "papacito bueno" proyectan a sus hijos esa actitud de protección y crean dependencia emocional, para tratar de evitar que se alejen de ellos cuando llegan a la madurez, provocando otro aspecto de la codependencia como es el de la "mamitis o papitis aguda", tanto en hombres como en mujeres y que se traduce en exagerado apego a los padres, y luego en demandas de afecto y atención a la pareja, a la que se suele llamar "mamacita" o "papacito".

Mientras crecemos, solemos escuchar frases que nos limitan en nuestro desarrollo y que inciden en nuestra vida adulta. Sin darse cuenta de lo que expresan realmente y de lo que causan sus palabras, algunos miembros de la familia suelen decir cosas terribles como:

Nunca serás (médico, abogado, contador), ¡si no eres bueno (o buena) para estudiar!

Tu hermano es el más inteligente de la familia.

Si no enganchas a ese, ¿quién se va a casar contigo?

En esta familia, nadie terminó la universidad.

En esta familia todos somos "rellenitos," es una cosa familiar.

Las mujeres no manejan (no deciden, no saben lo que quieren, etc.)

No sirves para eso.

Eres un desordenado/a

Siempre estás fastidiando

Debes aprender de tu prima

Así no llegarás a ningún lado

Estoy harta de ti

Ya no te quiero

Aprende de tu hermano

Quedas castigado

Siempre te estás peleando

No sabes estar quieto

Me matas a disgustos

Siempre estás peleando

Eres un mentiroso/a

No sé cuándo vas a aprender

Si haces eso, es porque no me quieres

Así no tendrás amigos

Se lo diré a papá cuando venga

Como sigas así te voy a castigar

Hay amores que matan

Estas familias suelen ser sobreprotectoras, tienen una gran preocupación por proteger a sus hijos, pero lo hacen de forma desproporcionada. Los padres retardan la madurez de sus hijos, no les permiten desarrollarse, ni su independencia. Si el hijo desea independizarse, lo ven como una amenaza y hacen lo posible por evitarlo, desean estar siempre cerca para evitar que se enfrente a los problemas solo. Quieren considerarse imprescindibles en la vida del hijo, y centran sus intereses y energías en ello, descuidando su propia vida personal y su independencia como personas adultas. Además crean una idea pesimista de la evolución normal, es decir, dan por hecho que sus hijos no saben ganarse la vida, que no saben defenderse solos...

El deseo de independencia de los hijos a veces los padres lo interpretan como falta de afecto, cuando éstos se rebelan e ignoran sus consejos. Es mejor visto el hijo obediente, que se porta bien y que hace todo lo que ellos quieren sin quejarse ni protestar.

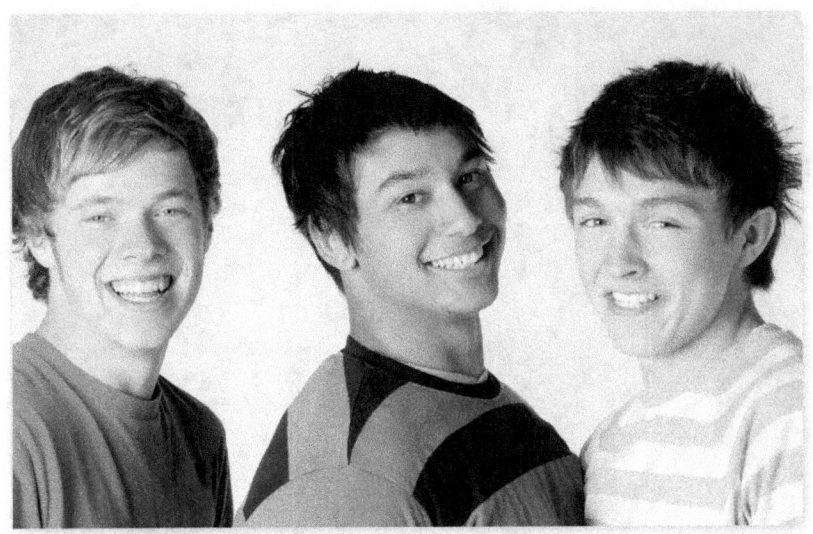

Todo esto da un resultado negativo para los hijos, que tienen personalidad infantil y no pueden comportarse como adultos/as a nivel emocional, laboral... También se frustran enseguida, tienen incapacidad para perseverar en los proyectos y se rinden fácilmente (dejan pronto los estudios o cambian frecuentemente de trabajo, pareja o amigos), pueden ser irresponsables (pues han aprendido a delegar siempre los problemas en el padre o madre) e inseguros.

"Mis padres harían cualquier cosa por mí". Esta frase tan amorosa, que muchas familias consideran ideal, puede tener consecuencias dramáticas por la confusión que sigue existiendo respecto a lo que es sano o no en la educación los hijos. Aunque las familias ahora no son tan autoritarias como lo eran en el pasado y son más democráticas, cuando hay sobreprotección, se fomenta la sumisión por miedo al rechazo, por falta de autoconfianza ante el exceso de control de la "autoridad" de los padres, y eso provoca una mayor dependencia emocional.

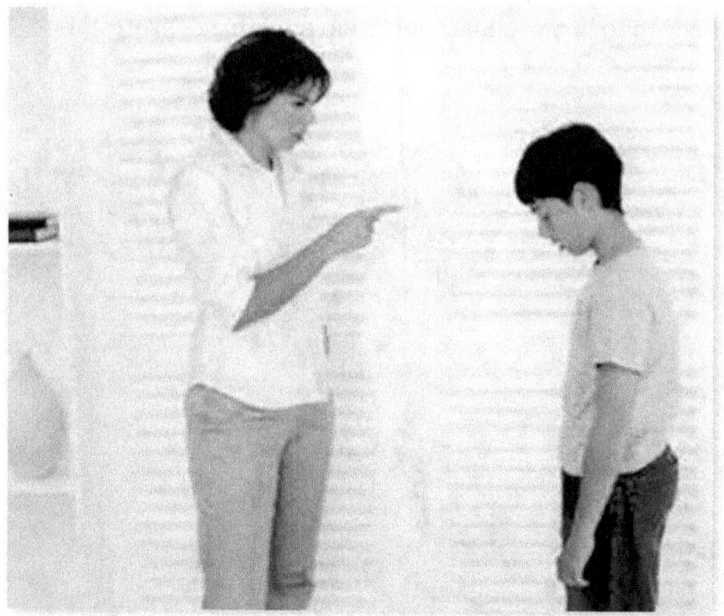

Cuando son pequeños los hijos dependen de sus padres, pero a medida que van creciendo necesitan ir aumentando su autonomía para desarrollar su personalidad de forma completa. Lo que ocurre con la familia sobreprotectora es que suele haber mucho afecto, porque los padres expresan interés por el bienestar de sus hijos y están pendientes de sus necesidades. Pero en vez de enseñarles, se responsabilizan ellos mismos de satisfacerlas y no les fomentan la autonomía personal y emocional, ni la responsabilidad para conseguir metas por sí mismos.

Controlan como debe ser la vida de su hijo o hija, sin adaptarse a sus cambios evolutivos, como si fuera un bebé para siempre.

Por otro lado, puede haber una comunicación aparente entre padres e hijos, porque aparentemente escuchan sus opiniones. Pero, en el fondo, no se tienen en cuenta sus necesidades reales,

Deja de engañarte

cuando no coinciden con los de los padres. Estos acaban imponiendo sus razonamientos, dependiendo de su habilidad para manipular y conseguir sus objetivos sin exponerlos con claridad.

Un padre o una madre sobreprotectores suelen pensar "yo soy responsable de lo que le pueda ocurrir", "la vida ya le proporcionará suficientes inconvenientes cuando sea mayor, mientras yo pueda procuraré que disfrute todo lo que sea posible", "todavía es pequeño/a para...", "él /ella no sabe, no puede... ", "si dejo que haga esto sólo/a, puede que sufra algún daño". Está excesivamente preocupado y nervioso cuando el niño o la niña hacen algo sin su ayuda o supervisión, puede que se enfade cuando tenga iniciativas propias y transmite miedo a través de la palabra ¡cuidado!

En este tipo de familia no hay límites claros de la identidad y el espacio individual que necesita cada uno/a para expresarse. Las principales consecuencias psicológicas son que los hijos tienen una baja autoestima al no haber podido poner a prueba su competencia personal; y crece con miedo a la autonomía, buscando constantemente seguridad en los demás; carece de iniciativa para emprender acciones por cuenta propia; muestra desinterés y despreocupación por los asuntos que le conciernen, esperando que alguien se lo resuelva, por lo que desarrollan intolerancia a la frustración al no aprender a solucionar problemas.

Y, si es consciente de estos problemas e intenta romper las normas familiares, se siente muy culpable, hasta el punto de volver a su forma de ser anterior para aliviar la ansiedad que le genera el conflicto con sus padres.

Cambia tu pensamiento

Tienes que cambiar tu concepto de amor familiar, porque AMAR NO solo no es igual a DAR, a veces DAR es lo mismo que CONTROLAR, por lo que se convierte en lo contrario de amar.

Se dice que la codependencia es una manera de satisfacer las necesidades que no satisface las necesidades. Se hacen cosas incorrectas por los motivos correctos. ¿Se puede cambiar? ¿Se pueden aprender conductas más sanas? Sí, se puede aprender a hacer las cosas de otra manera. Se puede cambiar. La mayoría de la gente quiere estar sana y vivir sus vidas lo mejor posible, pero no saben actuar de otra manera. No saben qué hacer.

Cuanto más demores en desprenderte, más difícil te resultará liberarte de la dependencia familiar, tener convicciones propias, permitirte vivir su vida a tu modo, desarrollarte como persona individual y hacerte cargo de ti misma.

¿Quieres dejar atrás las limitaciones que te acompañaron durante años y no te permitieron lograr lo que tanto deseas?

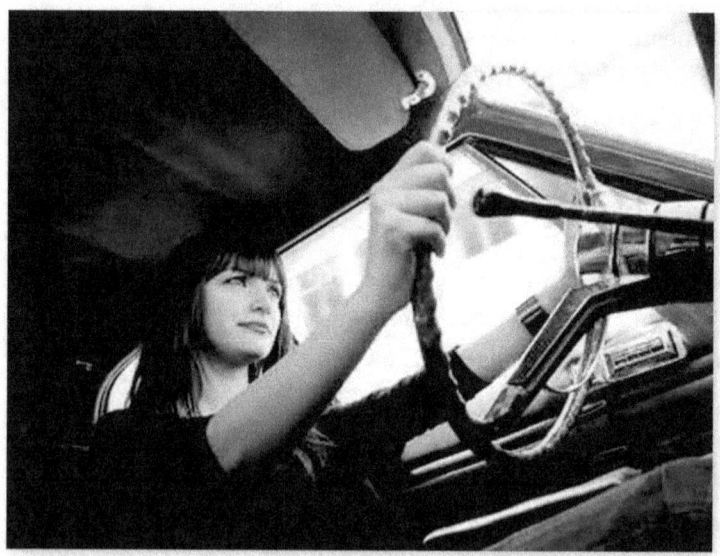

Puedes hacer varias cosas para desprenderte de esa conducta que te afecta y empezar a pensar por ti misma: aceptarte tal como eres, sentir tus propios sentimientos y asumir la responsabilidad de tus emociones, fijarte metas, mejorar tu comunicación, poner límites, cuidar tu físico, dejar de tratar de confiar en quien no confías, aprender a ver a los demás con claridad.

Deja de engañarte

Reglas básicas para cuidar de ti misma y no depender emocionalmente de los demás

El primer paso es entender desde el corazón a la gente que te dijo palabras limitantes durante años. Ellos (familiares, maestros, etc.) hacían lo que podían y creyeron que lo hacían por tu bien. Pensaban que así cuidaban de ti, o repetían las frases que les habían dicho a ellos mismos hace años. Tenerles enojo o resentimiento no permitirá que te despegues de estas palabras.

Cambia cualquier frase que te incomode por otras frases nuevas. Por ejemplo: claro que puedo aprender a manejar, aunque mi madre no lo haga yo sí puedo hacerlo y encontraré al profesor indicado para que me enseñe bien, o por supuesto que puedo bajar de peso con la alimentación adecuada.

En el momento que hagas las paces internas con estas personas por lo que te enseñaron, estarás lista para el segundo paso: el desapego.

Desapego.

El desapego no es la separación de las personas que te importan. Desapegarse significa que les permites a los demás ser como son, les das la libertad de ser responsables y de madurar y te das la misma libertad, vives tu propia vida al máximo de tu capacidad. Luchas por discernir qué es lo que puedes cambiar y qué no. Significa vivir el momento presente, vivir en el aquí y el ahora.

El Profeta, Khalil Gibrain escribió: "Que haya espacios entre tus vínculos," y "... deja que los vientos de los cielos bailen entre ustedes."

Eso suena como poesía en movimiento y también es una idea fantástica para tener una vida que funcione. Que fluya el tiempo y el espacio entre ti y las personas que amas.

Cuando no existe ese espacio, lo que sucede es que te concentras demasiado en la relación de una manera que no es saludable para nadie y eso hace surgir emociones como la ansiedad, sentimientos de impotencia, desesperanza, frustración, enojo y resentimiento.

Concéntrate en ti misma, en nadie más. Deja que haya espacio entre ti y los demás y controla tus emociones. Quizá debas concentrarte un poco más en amarte y respetarte. Y para lograrlo tendrás que hacer algunos cambios en tu vida. Debes usar tu inteligencia, tus pensamientos y no tus emociones para determinar quién eres, qué quieres y cómo vas a conseguirlo.

Deja de reaccionar.

Reaccionar significa actuar de manera impulsiva sin pensar. Debes recuperar el poder de pensar y de sentir como quieras. No tomar las cosas tan a pecho (a ti, a los eventos y a las otras personas). Jamás debes tomar la conducta de otra persona como el reflejo de tu autoestima. No tomes el rechazo como reflejo de tu autoestima. No tomes las cosas de manera tan personal, ni te aflijas por pequeñeces. No te hagas la víctima, eres libre y sabes tomar decisiones.

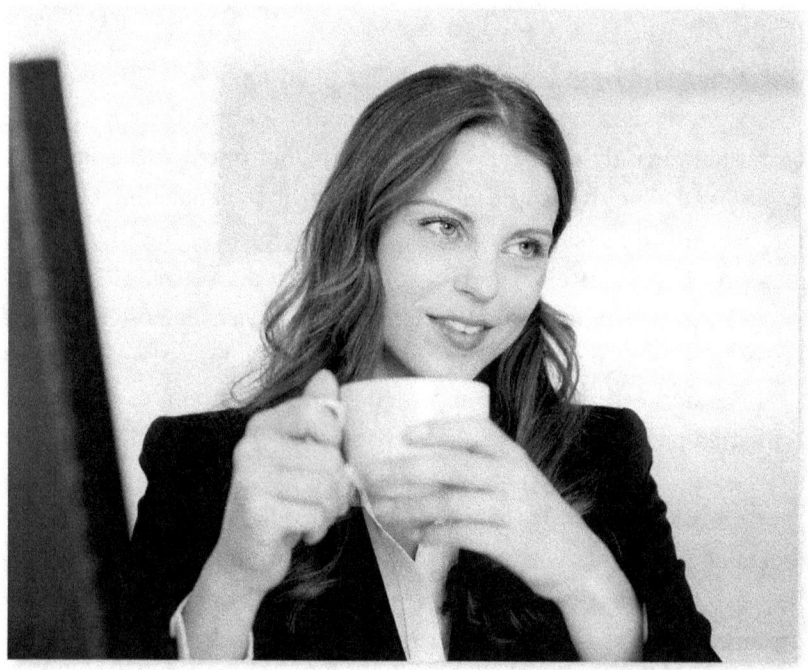

Deja de engañarte

Independencia.

Independencia significa vivir tu propia vida. Tienes la responsabilidad de identificar tus necesidades y satisfacerlas. Tienes la responsabilidad de solucionar tus problemas, o de aprender a vivir con aquellos que no puedes resolver. Eres responsable por las elecciones que haces, de lo que das y de lo que recibes, de fijar tus metas y de cumplirlas, de disfrutar de tu vida, de la cantidad de placer que encuentras, de amar a alguien y de la manera en que expresas ese amor, de lo que haces a los demás y de lo que permites que otros hagan.

No le pidas su opinión a una persona que siempre tiene comentarios negativos, ni permitas que te dé su opinión sin haberla pedido.

Piensa en ti consiguiendo lo que no has podido durante estos años: terminar tu carrera, manejar, ser delgada, sentir seguridad, autoestima, paz interior. ¿Cómo te ves habiendo logrado lo que deseas? Piensa en ti hasta que te veas de la manera que quieres, con tranquilidad.

Repite este ejercicio todos los días hasta que te sientas bien y te veas claramente al imaginarte cumpliendo tu objetivo. Recuerda cambiar las frases limitantes por otras positivas y alentadoras. (Al principio será de manera consciente, después lo harás automáticamente).

Recuerda que tienes que trabajar desde adentro hacia afuera. A medida que aumentes tus niveles de energía mental con pensamientos positivos, tendrás aún más energía, y a través del programa de alimentación adecuado, tu cuerpo responderá también. Tenemos muchas sugerencias de comidas con pescado, pollo, pavo, jamón y mucho más. Te encantará el camarón, surimi, las deliciosas frutas, verduras y especias. ¡Vas a comer mejor que nunca!

Entonces, esta es tu oportunidad para tener un cambio de estilo de vida exitoso, mejorar tu salud ser más feliz - y disfrutar de comida gourmet saludable... Sigue leyendo.

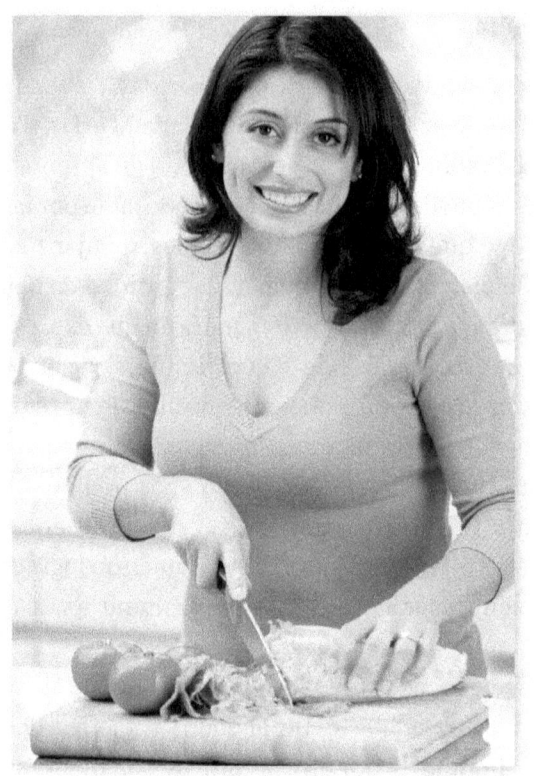

CAPÍTULO TRES

La Mente

Piensa en tu mente como un sistema de pedidos. Puedes pedir lo que quieres automáticamente a través del pensamiento, hacer tu pedido de esa forma y luego lo recibes. Pero debes seguir algunos pasos. En primer lugar...

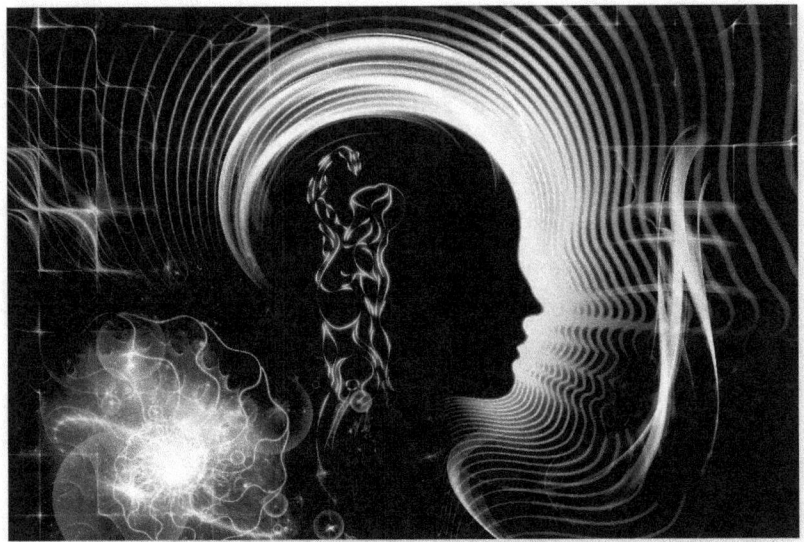

HACIENDO EL CAMBIO

Cuando empieces a cambiar tu vida, tendrás tiempo para dedicarte a alcanzar tus metas. Cuando la gente piensa cómo puede transformar su vida, generalmente piensan en cambiar sus puestos de trabajo, mejorar sus relaciones existentes o terminar las insatisfactorias. También piensan cómo aumentar sus finanzas, mejorar su salud, o cómo asegurarse de que sus vidas tengan un verdadero significado.

Estas búsquedas de auto-crecimiento tienden a empezar siguiendo los consejos de entrenadores, amigos, familiares, o de aquellos que ya han logrado hacer mejoras significativas en sus propias vidas.

Quieren alcanzar su meta u objetivo inmediatamente, y quieren hacerlo sin el debido proceso de establecer una base sólida sobre la cual construir sus sueños.

Los cambios empiezan desde adentro

Muchas personas también olvidan que los cambios importantes vienen desde dentro. Esto significa comenzar con una mente clara, para conocer no sólo el final del viaje, sino también para poder planear una ruta más eficazmente. Esto significa una ruta con un menor riesgo de encontrar dificultades en el camino.

La mayoría de nosotros tenemos las mejores intenciones de superarnos. Todos deseamos motivarnos, mejorar nuestra auto-disciplina y tener un fuerte sentido de propósito. A todos nos gustaría aumentar ese entusiasmo y pasión por la vida. Eso nos facilitaría lograr nuestros objetivos, y la simple realidad es que podemos hacerlo.

Sin embargo, no es suficiente establecer las metas. Si quieres mejorar tu vida, visualízalas primero, exactamente como quieres que sean. Luego, sigue usando diariamente la visualización para reforzar esa visión y hacerla mejor y mejor cada vez. Aquí es donde entran en juego las técnicas de visualización.

Lo imprescindible es que tus metas estén bien claras en tu mente. Cuando tenemos nuestras metas claramente impresas en nuestras mentes, aparece el camino correcto y no hay dudas sobre lo que tienes que hacer.

Cuando usas la visualización para imaginar lo que quieres, ya habrás recorrido ese camino en tu mente y se te hará familiar y fácil de recorrer en el futuro.

Esta es la técnica de visualización creativa para manifestar lo que quieres en tu vida que se hizo famosa por el libro de visualización creativa de Shakti Gawain.

Nuestros problemas radican en el hecho que hemos usado nuestra capacidad para hacer visualizaciones inconscientemente. Tal vez son ensoñaciones diurnas sobre las que no tenemos control, o tenemos algunos recuerdos negativos, experiencias, o miedos en nuestras vidas, que automáticamente y de manera totalmente inconsciente nos percibimos como seres limitados, viendo solo las dificultades y problemas de la vida.

No necesitas creer en metafísica ni en cualquier otra cosa para usarla. Es un concepto válido en psicología utilizar la visualización creativa. No necesitas tener fe en nada, ni nadie, solo creer en ti misma.

Es mágico e increíble cómo funciona la visualización creativa para producir el éxito en quien la practica. ¡Sí, parece magia!

CÓMO FUNCIONA LA VISUALIZACIÓN CREATIVA

Resumamos cómo funciona la visualización creativa, observando cinco principios universales.

1. Nuestro universo físico se compone de energía, (ley de la física).

2. La energía es magnética por su naturaleza (ley de la física)

3. Atracción de energías similares entre sí (ley de la atracción)

4. La forma sigue al pensamiento. Sustancia/forma física es creada por la energía del pensamiento/mental. (Einstein)

5. Visualizar algo crea un enfoque - una forma de pensamiento, de tu mente - a la mente Universal.

6. Todo lo que envías al Universo regresa a ti. (Cosechas lo que siembras)

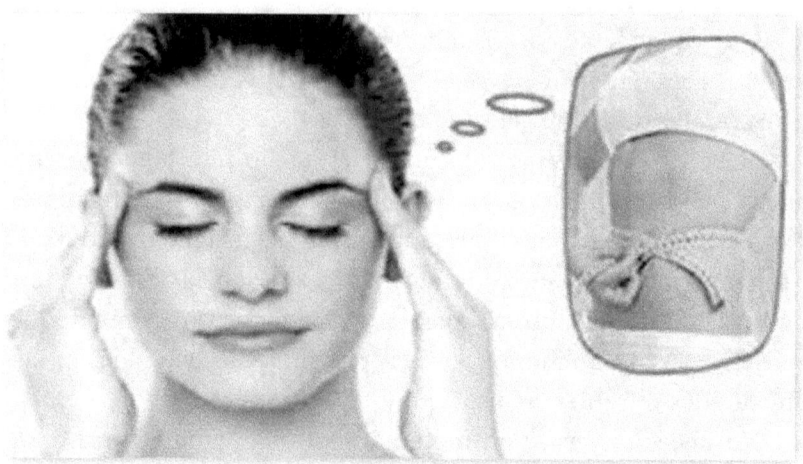

Cuatro pasos básicos para visualización creativa eficaz

1. Fija tu meta - ¡Dime lo que quieres, lo que realmente quieres!

   _____

2. Crea una idea o imagen clara – ¡Imagínate el físico que quieres tener! ¡Visualiza la meta alcanzada!

3. Concéntrate en ella a menudo – Visualízate con tu meta cumplida. Cierra los ojos y visualízala muchas veces al día. Siente tu deseo apasionadamente.

4. Dale energía positiva. Sólo piensa cosas positivas, siente solamente buenos sentimientos.

   Realiza este proceso hasta que logres tu meta o ya no la quieras.

Lo que necesitas para tener éxito en tres pasos

1. Deseo – Este es el combustible que necesita la mente para trabajar en lo que deseas

2. Creencia – es la fe en que obtendrás lo que deseas

3. Aceptación – ¿estás abierta a aceptar que el éxito será tu resultado?

MÁS SECRETOS PARA LA VISUALIZACIÓN CREATIVA

Debes relajarte profundamente cuando estudias visualización creativa. Cuando tu cuerpo y tu mente están profundamente relajados, tu cerebro entra en las ondas cerebrales alfa. Este nivel más profundo, más lento, es un estado de conciencia muy saludable. También es mucho más efectivo que hacer visualizaciones mientras estás en el nivel beta. No puedes hacer cambios positivos en nuestro mundo físico mediante la visualización, a menos que estés relajado. No se puede producir un cambio positivo estando estresado.

Haz visualización creativa por la noche antes de dormir, o en la mañana al despertarte, porque la mente y el cuerpo todavía están en alfa. Además, algunos minutos de relajación y visualización creativa después del almuerzo te relajarán y renovarán y el resto del día será mucho mejor.

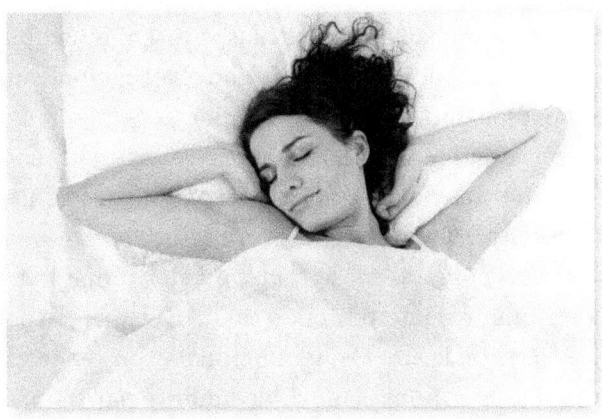

CAPÍTULO CUATRO

El Metabolismo

Una definición fácil del metabolismo es la suma de todos los cambios químicos y físicos que tienen lugar dentro del cuerpo para que pueda crecer y funcionar. Este proceso implica la descomposición de complejos químicos en el cuerpo que se usan para producir energía y que es necesario para la construcción de sustancias complejas, que forman el material de los tejidos y órganos y otros procesos.

Hay un par de términos relacionados con el metabolismo, que son anabolismo y catabolismo. Anabolismo es el proceso de tomar partículas pequeñas y crear otras más grandes. Esto requiere energía. Catabolismo es la reacción opuesta, que descompone las partículas más grandes en partículas más pequeñas, y también requiere energía. Contrariamente a la creencia popular, el catabolismo no es solo la pérdida de tejido muscular. Cuando quemas grasa, estás catabólico.

Por el contrario, cada vez que tu cuerpo construye o almacena, como tejido muscular o grasa, el proceso entonces es anabólico. Cuando estás tratando de construir masa muscular magra, te estás concentrando en los hábitos que promueven el catabolismo del tejido graso y anabolismo del tejido muscular.

Lo bueno de aumentar tu metabolismo es que puedes consumir más alimentos o hacer menos ejercicio para conseguir los mismos resultados. Cuando tienes un metabolismo más alto, tu cuerpo gasta más energía. Por lo tanto, puedes tomar más energía en forma de alimentos manteniendo tu forma o incluso perdiendo grasa. Por esta razón las dietas no funcionan y en realidad pueden empeorar las cosas. ¿Quieres morir de hambre para conseguir ese cuerpo que quieres, o quieres comer lo que desees y seguir bajando de peso? La respuesta parece simple. Estas son algunas formas de aumentar tu metabolismo:

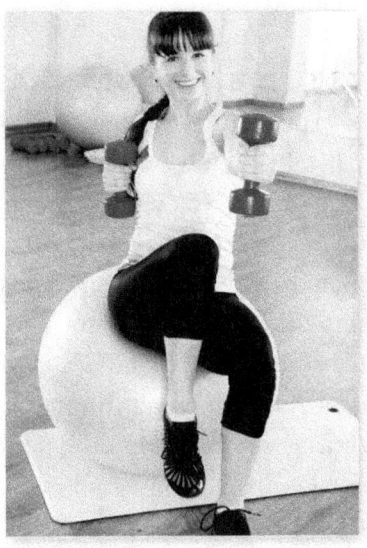

1. ENTRENAR CON PESAS

El entrenamiento con pesas aumenta tu metabolismo de muchas maneras. El entrenamiento con pesas aumenta la cantidad de oxígeno que el cuerpo absorbe después de dejar de hacer ejercicio. En otras palabras, tu metabolismo puede seguir alto durante horas o incluso días después de la sesión. El entrenamiento con pesas es la mejor manera de estimular el crecimiento del tejido muscular.

El tejido muscular es metabólicamente activo, lo que significa que quema calorías incluso cuando está en reposo. El tejido muscular también ayuda a aumentar la cantidad de enzimas quema grasa.

2. TOMA DESAYUNO

Recuerda que estás rompiendo un largo ayuno. Tienes que alimentar el horno así comenzará a quemar otra vez. Por eso es importante un desayuno saludable.

El desayuno alimenta tu cuerpo y mente y te permite ser productiva. Recuerda que cuando te saltas el desayuno tu cuerpo entra en modo de inanición, y tu cuerpo conserva la energía y quema la menor cantidad de calorías posible.

3. COMPLEMENTA TU DIETA CON GRASAS SALUDABLES

No todas las grasas son perjudiciales. Hay grasas saludables que están involucradas en la fabricación de las hormonas y la reparación de las membranas celulares en tu cuerpo. Consumiendo las grasas adecuadas, tu cuerpo puede usarlas anabólicamente.

Este proceso anabólico requiere energía, así que en realidad las grasas pueden aumentar tu metabolismo a pesar de las calorías adicionales que estés consumiendo. Puedes agregar las grasas a la dieta sin aumentar calorías simplemente aumentando el porcentaje de calorías de las grasas y disminuyendo el porcentaje de calorías de los carbohidratos o las proteínas.

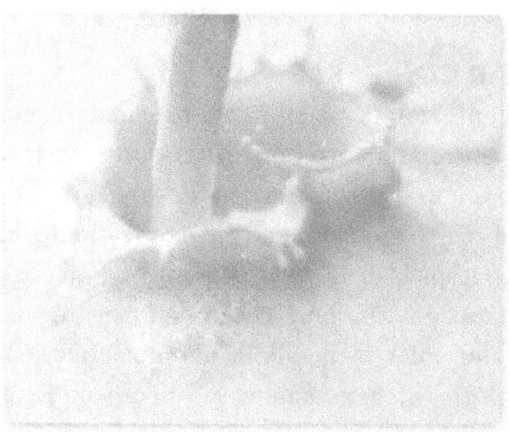

4. TOMA LECHE

Puede ser sorprendente, pero los investigadores han encontrado que las mujeres que beben leche tienden a quemar más calorías. El calcio disminuye cierta hormona que, a su vez, aumenta la quema de grasa. Limítate a la leche baja en grasa.

5. COME FRUTOS SECOS

Debido a que contienen ácidos grasos esenciales, algunas investigaciones sugieren que consumir una pequeña cantidad de cacahuates o almendras o cualquier otro fruto seco regularmente podría aumentar la tasa metabólica en reposo en un 10%. Entonces, come nueces.

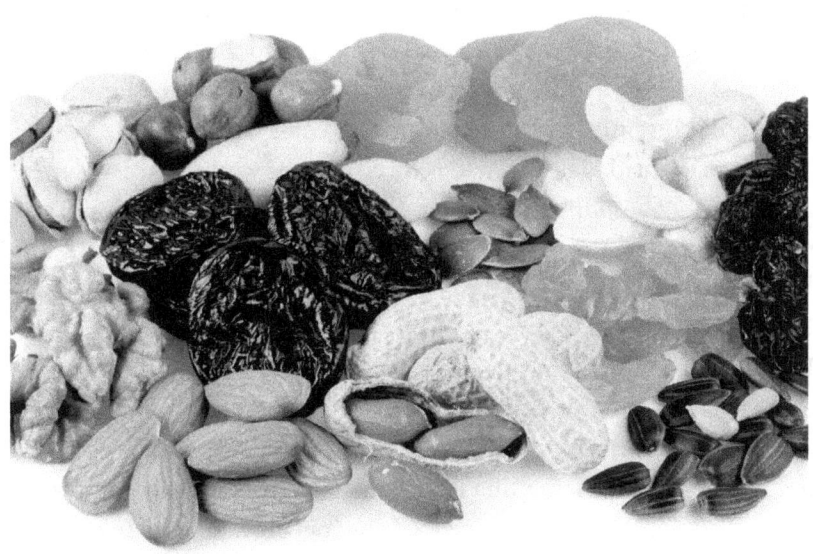

6. COME COMIDAS PEQUEÑAS CON MÁS FRECUENCIA

Recuerda que ya hablamos acerca de comer en exceso. Si comemos cuatro a seis comidas pequeñas (o meriendas saludables) nos sentiremos satisfechos y no estiraremos nuestros estómagos. Tu cuerpo quema calorías al digerir los alimentos; algunos alimentos como el apio tienen "calorías negativas" porque se usan más calorías para digerirlo que las que contienen, por su alto contenido de fibra y agua. Las comidas pequeñas te dejarán satisfecha y eliminarán las señales de hambre. Tu cuerpo no entrará al modo de inanición al comer comidas frecuentes y quemarás más calorías. Así tendrás un metabolismo estable.

7. VITAMINAS Y MINERALES

Cada célula de tu cuerpo quema energía del alimento para mantener tus procesos corporales.

Los procesos químicos que convierten la comida en energía requieren vitaminas y minerales. Las vitaminas son sustancias químicas que el cuerpo necesita pero no puede producir. Tu cuerpo debe obtener sus vitaminas de alimentos o suplementos.

Haz que este proceso se realice de manera eficiente consumiendo frutas y verduras ricas en nutrientes. Tampoco es una mala idea tomar un multivitamínico todos los días.

Sin las cantidades adecuadas de vitaminas y minerales, tu cuerpo no podrá quemar ni liberar energía correctamente. Es como soplar el piloto en una estufa.

8. TODO CUENTA

Incluso los cambios más pequeños pueden tener un gran impacto en tu metabolismo. ¿Sueles dar vueltas por el estacionamiento durante veinte minutos esperando el espacio perfecto para estacionarte? En cambio, estaciona en el lugar más alejado y camina a tu destino. O usa las escaleras en vez de usar el elevador. Incluso estas pequeñas acciones pueden hacer que tu sangre fluya, tu corazón bombee y tu metabolismo aumente. Es probable que llegues más rápido y quemes algunas calorías.

9. NO TENGAS MIEDO DE LOS CARBOHIDRATOS

Los carbohidratos no son el enemigo. Los necesitas para producir energía. Usar el tipo correcto de carbohidratos puede ser una herramienta valiosa para tu metabolismo. Por ejemplo, puedes gastar más calorías consumiendo 20 gramos de hidratos de carbono de las lentejas en vez de 20 gramos de hidratos de carbono del azúcar. Las lentejas contienen fibra y otros nutrientes que el cuerpo debe procesar, así que consumen más energía. Concéntrate en los carbohidratos de bajo índice glucémico y no procesados. Debes incluir carbohidratos complejos en lugar de azúcares simples. No dejes de consumir hidratos de carbono, ya que 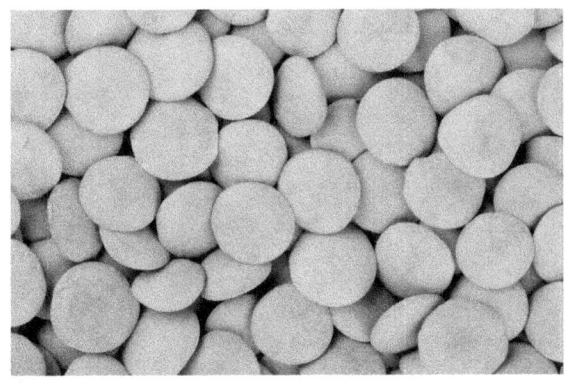 esto puede llevar a tu cuerpo al modo de inanición.

10. ALTERNA LA CANTIDAD DE CALORÍAS

Alternar las calorías es uno de los métodos más eficaces para mantener tu metabolismo y el funcionamiento. Tu cuerpo siempre busca equilibrarse y permanecer estable. En otras palabras, si disminuyes tus calorías, tu cuerpo intentará disminuir tu metabolismo para mantener las cosas igual.

Cuando alternas la cantidad de calorías, puedes detener este mecanismo. Algunas personas lo hacen día a día - por ejemplo, si tu meta son 2000 calorías, consume 1800 un día y 2200 al siguiente. Yo prefiero consumir menos calorías durante una semana o dos y luego aumentarlas durante una semana. Asegúrate de equilibrar la cantidad de calorías.

11. AUMENTA EL CONSUMO DE PROTEÍNAS

A tu cuerpo le da mucho trabajo convertir la proteína para ser utilizada como masa muscular. No tienes que sobre cargar tu sistema con proteínas, pero para construir masa muscular necesitas aumentar tu ingesta de proteínas.

Recuerda que quieres quemar grasa, no proteína cuando estás perdiendo peso. Sin embargo, cuando quieres mantener tu peso, deseas quemar azúcares para que exista un equilibrio entre lo que consumes y lo que quemas.

15. TOMA AGUA FRÍA

Tu cuerpo gasta más calorías intentando llevar el agua fría a la temperatura de tu cuerpo. Es razonable pensar que integrar este hábito con los mencionados anteriormente puede contribuir a aumentar tu metabolismo.

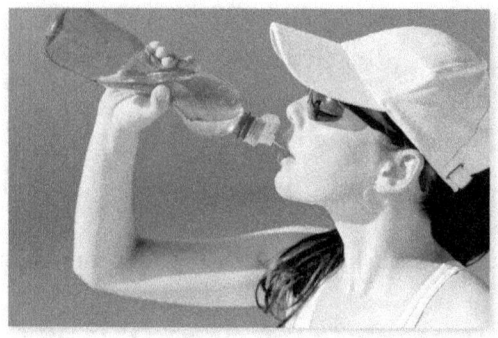

16. TOMA TÉ VERDE O TÉ OOLONG

Muchas investigaciones descubrieron que los hombres que tomaban extracto de té verde quemaban más calorías que los que no. Con el té oolong se produjeron resultados similares. Esto podría ser debido a la compleja estructura del té y sus componentes.

17. EVITA LA FALTA DE SUEÑO

La privación de sueño crónica reduce la capacidad del cuerpo para realizar las funciones metabólicas como descomponer carbohidratos o producir hormonas. Las investigaciones han demostrado que

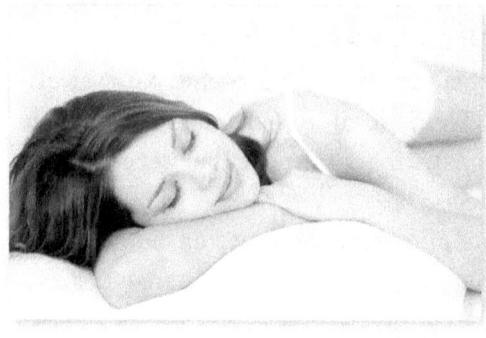

la reducción del estándar de ocho horas a cuatro horas de sueño cada noche produce efectos similares a los de la edad avanzada o las primeras etapas de la diabetes. Estos efectos aparecieron en menos de una semana.

18. USA ESPECIAS

Los alimentos picantes aumentan el calor en el cuerpo, por lo tanto, aumentan el metabolismo. La capsaicina es lo que hace picantes a los chiles.

La capsaicina elevará la temperatura de tu cuerpo, y eso hará que aumente el metabolismo para refrescarte. Un efecto secundario agradable de comer comidas picantes es que tienen el efecto de reducir el hambre.

19. REDUCE EL ESTRÉS

El estrés hace que el cuerpo libere la hormona cortisol. Esta hormona ayuda a descomponer proteínas en glucosa. Tu cuerpo entonces convierte este exceso de glucosa en grasa y la almacena en el estómago. El cortisol compite con otras hormonas que son necesarias para un metabolismo sano y también reduce las hormonas necesarias para la producción de músculo.

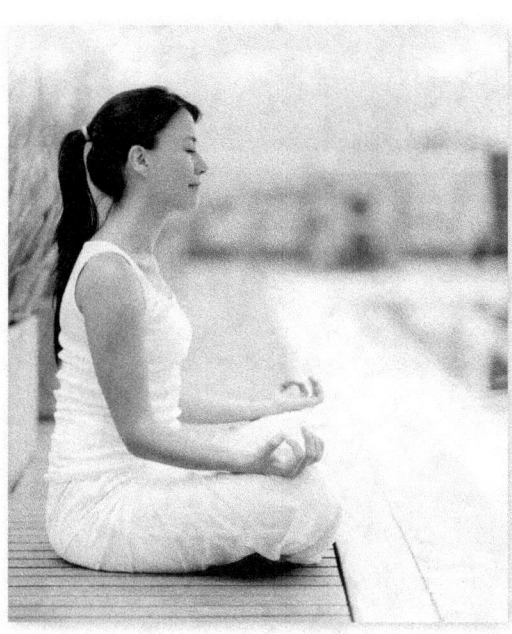

CONCLUSIÓN

Estos son algunos hábitos que puedes adoptar para comenzar a aumentar tu metabolismo enseguida. Quizás hayas escuchado historias sobre personas que han perdido decenas de kilos simplemente caminando unos pocos minutos al día. Estos pequeños hábitos hacen una gran diferencia con el tiempo.

CAPÍTULO CINCO

La Alimentación

TUS NUEVAS REGLAS DE ALIMENTACIÓN

Cuando entiendes que tu mente controla a tu cuerpo, y empiezas a progresar en todas las áreas de tu vida, verás el impacto que tiene. Tu alimentación, lo que pasa en tu cuerpo, tiene mucho que ver con tus niveles de energía. A medida que aprendes a aumentar tus niveles de energía con el pensamiento adecuado, también debes comer los alimentos adecuados. Con este programa, no te sorprendas si empiezas a sentirte y verte más joven.

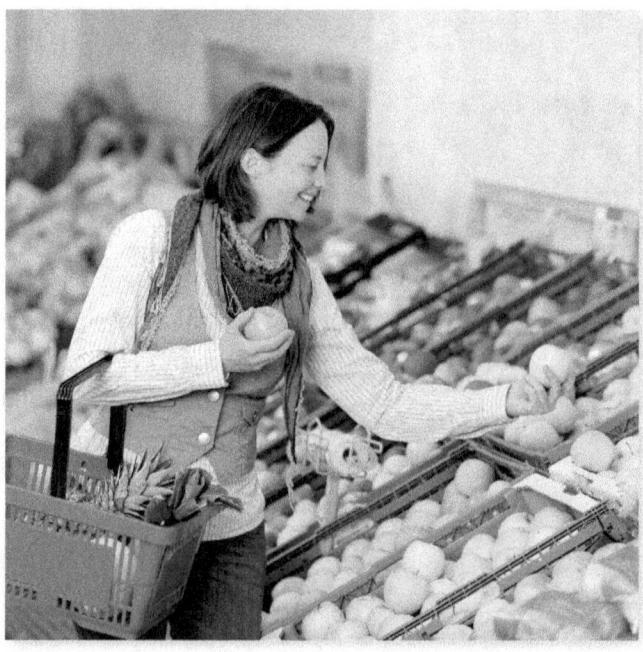

¿CÓMO PUEDO MANTENER MI ENERGÍA ESTABLE POR MEDIO DE LA ALIMENTACIÓN?

Aprende a ser selectiva

¿Por qué ser selectiva? Una razón para ser selectiva es la diferencia entre alimentación y nutrición.

Cuando sientes hambre, es tu cuerpo diciéndote que necesita alimento. Hoy en día, todos tendemos a llenarnos de alimentos sin vida incluyendo pan blanco, dulces y papas fritas.

Para tener buena salud a largo plazo y energía y vitalidad, este no es el camino a seguir. Para el éxito a largo plazo debes pensar antes de comer y debes conocer tus alimentos, qué es bueno para ti y qué no.

Nuestros hábitos se forman en la niñez

Aprendemos la mayoría de nuestros hábitos alimenticios de nuestros padres. Aprendemos esto de "no puedes negarte a comer ciertos alimentos porque es pecado o un desperdicio", "debes comértelo porque hay gente que no tiene nada para comer". Esto asocia una connotación negativa a la comida y creo que nos condiciona a no aprender lo que es realmente bueno para nosotros y lo que no es.

Lo mejor es comer alimentos frescos y crudos. Sin embargo, ¿qué pasa si no es posible? Si vas a comprar algo en una tienda de alimentos naturales, pregúntate cómo fue procesado.

Presta atención a la forma en que se procesan los alimentos. Las frutas y verduras, independientemente de cómo se cocinen, pierden vitaminas y minerales. Las semillas y frutos secos generalmente son seguros. A los productos lácteos, por otro lado, se les añaden hormonas en el mercado comercial y eso provoca problemas de pubertad adelantada en los niños, problemas digestivos en los adultos y mayor riesgo de cáncer. La leche solía ser el alimento más saludable en el mundo, ¿y ahora qué?

Energía Constante

Para estar sana y tener energía debes comer alimentos ricos en enzimas. Por lo menos 30% de tu dieta diaria debe incluir alimentos ricos en enzimas. La razón es que las enzimas ayudan a mantener la salud y la energía. Además, las enzimas desempeñan un papel muy importante en el proceso digestivo. Se descomponen los alimentos en partículas más pequeñas para que puedan pasar a través de las paredes intestinales y pasar a la sangre como fuente de energía para el cuerpo.

Cuando la digestión es lenta, se produce un aumento de peso junto con síntomas como indigestión, distensión abdominal, estreñimiento, gases, agruras y gastritis. Cuando esto ocurre, es una señal de que no estás consumiendo suficientes enzimas.

A medida que envejecemos, todo se hace más lento, quemar la grasa y las calorías lleva más tiempo también y podemos sentir que no vale la pena intentar bajar de peso. Es un gran error porque con una dieta rica en enzimas se puede revertir esto en pocos días.

Las enzimas

Los cuerpos sanos no se sienten cansados ni agotados. Si tu cuerpo está lleno de toxinas, crea una obstrucción. Cuando esto sucede, tu cuerpo se ve obligado a almacenar toxinas en la grasa del cuerpo. Así que la idea es tratar de comer más alimentos que naturalmente desintoxiquen el cuerpo para evitarlo, sentirte bien y evitar las enfermedades.

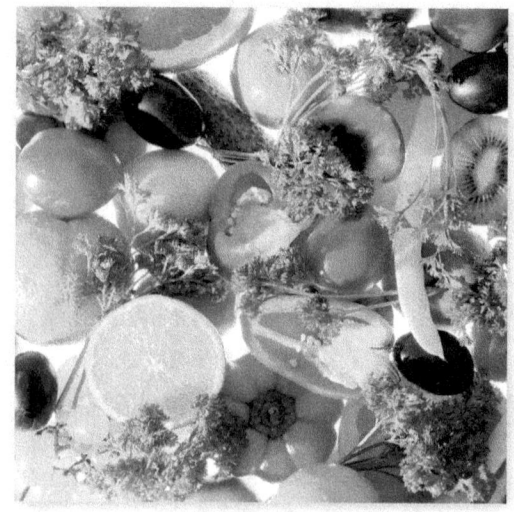

LOS ALIMENTOS RICOS EN ENZIMAS SON:

Frutas y verduras orgánicas – Los alimentos cultivados en suelos orgánicos y sin químicos son genéticamente más fuertes y contienen más vitaminas, minerales y enzimas que los alimentos producidos comercialmente. No sólo son más sanos sino que generalmente también saben mejor.

Germinados – Los brotes de alfalfa son ricos en enzimas. Brotan cuando las semillas se remojan, drenan y germinan. Los brotes son fáciles de cultivar en casa y contienen enzimas que pueden acelerar tu desintoxicación.

Suplementos de enzimas – puedes tomar estos suplementos para aumentar las enzimas en tu sistema digestivo. Esto ayuda a mejorar la absorción de nutrientes y a descomponer cualquier comida sin digerir en tu sistema.

Pasto de trigo - esta es una planta rica en clorofila que contiene poderosos antioxidantes, nutrientes y enzimas. Se utiliza para la desintoxicación, pérdida de peso y para ayudar al cuerpo a repararse. Puedes comprarlo en tu tienda naturista en forma de polvo o líquido.

Las enzimas naturalmente tienen que ser crudas. Cuando se cocinan pierden sus propiedades. La idea de comer verduras crudas y frutas para algunos puede no ser agradable, pero solo porque no están acostumbrados a comer frutas y verduras crudas. Los brotes son excelentes en ensaladas.

DIEZ FORMAS INTELIGENTES DE COMER PARA AUMENTAR TU ENERGÍA

1.   Come alimentos crudos todos los días

2.   Come más alimentos crudos

3.   Bebe jugos orgánicos todos los días

4. Toma un vaso de agua tibia con jugo de limón al levantarte todos los días

5. Evita comer mucha carne roja, si es posible evita la carne de cerdo.

6. Come porciones más pequeñas, mastica lentamente y traga

7. Usa miel en el té en vez de azúcar

8. Cocina más en casa - podrás controlar mejor tu ingesta

9. Come más perejil crudo - es curativo y depurativo

10. Usa hierbas para cocinar

21 RECETAS

Lo único que tienes que hacer es encontrar al menos 21 recetas que te gusten. Eso es todo lo que usa la mayoría de las familias. 7 para el desayuno - 7 para la comida - 7 para la cena. Si vas a hacer sólo dos comidas al día, asegúrate de que el desayuno sea sustancioso. Asegúrate de tomar un refrigerio saludable a la tarde y una comida satisfactoria.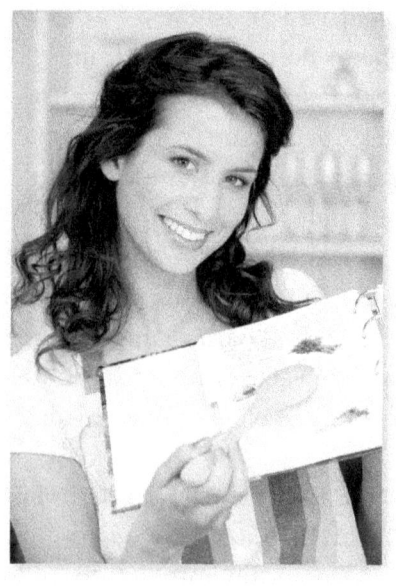

Probablemente tendrás que probar varias recetas para encontrar las que tú y tu familia disfrutan; esto es parte del proceso de crear un estilo de vida saludable. Es muy importante que tu menú tenga variedad, la variedad es la clave del éxito. No alternes dos o tres platillos porque te aburrirás y dejarás de comer sanamente.

Vamos a empezar con el desayuno, que es la primera comida del día. Tal vez, pueda atraerte con un jugo de toronja recién exprimido, o ensalada de frutas mixtas: sandía, melón, fresas frescas, piña, papaya, dátiles, pasas de uva negras, nueces y semillas.

¿Qué tal un huevo, con la yema apenas cocida? Puedes comer un panecillo con salmón ahumado y queso crema Philadelphia, o qué tal un huevo revuelto con salmón y aceitunas. Termina con un té de hierbas, o más jugo, y seguramente te sentirás bien todo el día.

A la hora de la comida, aprende a disfrutar de la creatividad en tu cocina. Con este programa podrás comer muchas de tus comidas favoritas, incluyendo huevos, yogur, leche, carne, soya, mariscos, nueces y semillas, granos y legumbres, todas las frutas y verduras y más.

Y para la cena, un sándwich de pan negro o pan integral con atún, pollo, pavo, salmón, camarones o queso feta. O bien, una ensalada del chef, con alguna fruta añadida. Incluso puedes agregarle semillas de girasol y unas gotas de aceite de oliva, vinagre u otros aderezos de vez en cuando. Termina con una bebida dietética o jugo de fruta. Come una manzana, pera, o nectarina como refrigerio en la tarde.

En las próximas páginas encontrarás planes de comida semanales o puedes crear los tuyos.

ATENCIÓN DIABÉTICAS:

Modifica la dieta según sea necesario para evitar riesgos. Consulta a tu médico personal para obtener más información.

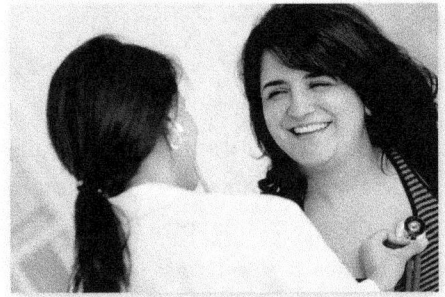

Este es un gran programa de alimentación que te hará sentir bien y no aumentará tu peso; al contrario, funcionará maravillosamente con tu plan de ejercicios para ayudarte a ser delgada y a estar en excelente forma.

CAPÍTULO SEIS

Programa de Alimentación para Principiantes

Todo el mundo debe comenzar en un nivel "Principiante". A medida que vayas haciendo cambios, te recomendamos que te concentres en alcanzar una salud óptima. Recuerda que hay factores que afectan el programa como el nivel de insulina, tu peso, tu presión arterial y tu nivel de colesterol. Debes checarlos antes de comenzar el programa. Si algo está fuera de lo normal, debes ver a tu médico antes de comenzar el programa.

Cada uno de los pasos se ha establecido de acuerdo con la investigación de especialistas en nutrición. La mayoría puede beneficiarse usando el plan paso a paso.

Mantén un buen nivel de actividad y tu consumo de grasas y calorías bajo control y sigue el plan.

¡ESCUCHA A TU CUERPO!

Si cualquier alimento o suplemento recomendado en este libro, o por cualquier otra persona, te hace sentir mareada o enferma, ¡escucha a tu cuerpo y suspéndelo inmediatamente!

Tu cuerpo siempre te dará una indicación correcta de lo que es bueno para ti. La mayoría de las personas nota una mejoría enorme en su bienestar en un par de días o hasta semanas. Si no te sientes mejor, esto puede ser una pista de tu cuerpo indicándote que necesitas consultar con un médico que puede ayudarte a adaptar el programa.

NIVEL PRINCIPIANTE

Lista de frutas aceptables

Manzanas, duraznos, aguacates, plátanos, arándanos, higos, toronja, uvas, guayabas, jícamas, limones, limas, mandarinas, mango, melones, nectarinas, naranjas, papayas, duraznos, peras, ciruelas, granadas, ciruelas, pasas, carambola, fresas, jitomate.

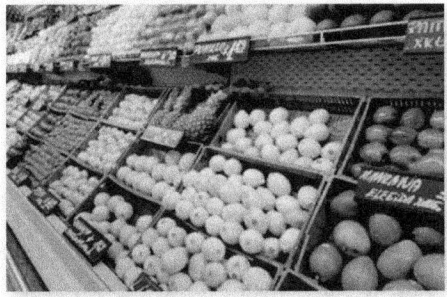

Lista de verduras aceptables

Frijoles, remolacha, aceitunas negras, col, zanahoria, apio, acelga, chayote, maíz, berenjena, ajo, ejotes, chile verde, aceitunas verdes, chícharos, pimientos verdes, lentejas, cebolla, lechuga, calabaza, rábano, espinaca, berro, calabacitas, pepino, champiñones.

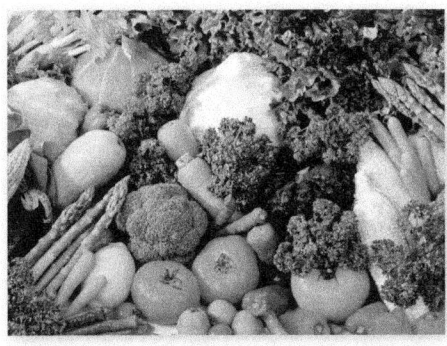

Lista de proteínas aceptables

Pollo, pescado, jamón magro, cordero, pavo, ternera, tofu, granos, legumbres.

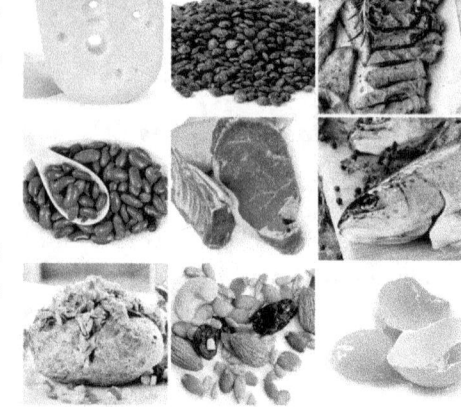

Lista de alimentos a eliminar/reducir

Azúcar, harina blanca, arroz blanco, pan blanco, todos los postres.

Bebidas aceptables

Café descafeinado, té de hierbas, agua, bebidas dietéticas, leche de soya con sabor, limonada, naranjada, frutas o jugos de vegetales.

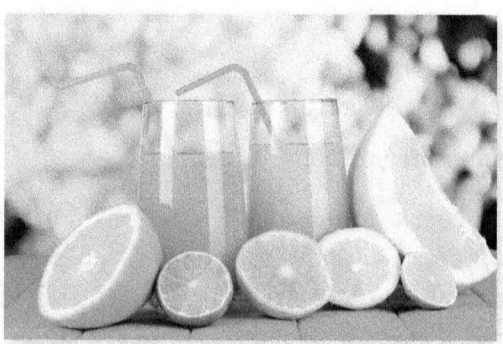

Refrigerios aceptables

Frutas, verduras, barras de fibra.

CONSEJOS

Todas las dietas deben comenzar el lunes para tener más autocontrol. Así que, aquí está el primer día de la dieta. Antes de comenzar, es una buena idea beber, al despertar cada día, un vaso de agua tibia con jugo de limón. Eso estimulará la vesícula biliar.

LUNES

Toma al menos 8 vasos de agua de 350 ml

Respira profundamente por lo menos 3 minutos, 5 veces al día

Camina rápida y enérgicamente al menos 20 minutos después de cada comida

Sigue el plan de comidas

Vitaminas

Minerales

COMIDAS:

Desayuno

▷ Jugo de naranja recién exprimido, ensalada de frutas con melón, manzana, pera, cerezas, uvas, papaya, mango, nueces, una cucharada de queso cottage y un poco de canela espolvoreada.

Y, a elección:

▷ 2 Huevos fritos con rodajas de jitomate, jamón sin grasa, o pechuga de pavo y una rebanada de pan tostado de linaza; o bien 2 rebanadas de tostadas de pan de pasas, con mermelada o miel y rebanadas de pera.

▷ A elección: Café descafeinado, té de hierbas, agua, leche de soya (de sabor) o agua de limón.

Comida

▷ Sopa de verduras frescas, sopa de cebolla, sopa de pollo con verduras. O bien ensalada de lechugas, jitomate, zanahorias, pepino, espinacas, aguacate, cebolla.

Y, a elección:

▷ Huachinango a la parrilla (con ½ cucharadita de mantequilla y aceite para cocinar) sazonado con cebolla picada, ajo y orégano y una rebanada de limón fresco.

O bien,

▷ Ensalada con jamón magro, un poco de queso, germinado, nueces, frutas (si lo deseas) y aderezo sin grasa.

▷ A elección: café descafeinado, té, agua o limonada, naranjada o té helado. O, incluso mejor, té de Ginseng.

Cena

▷ Consomé de pollo, verduras o ensalada de frutas con manzana, pera, cerezas, uvas, papaya, mango, nueces.

Y, a elección:

▷ Ensalada de lechugas, jitomate, zanahorias, pepino, espinaca, pollo o jamón magro, un poco de queso, germinado, frutos secos, frutas (si lo deseas) y aderezo sin grasa; o un sándwich de jamón o pavo en pan integral.

▷ A elección: café descafeinado, té, agua o limonada, naranjada o té helado. O, incluso mejor, té de Ginseng para tener energía.

MARTES

Toma al menos 8 vasos de agua de 350 ml

Respira profundamente por lo menos 3 minutos, 5 veces al día

Camina rápida y enérgicamente al menos 20 minutos después de cada comida

Sigue el plan de comidas

Vitaminas

Minerales

COMIDAS:

Desayuno

▷ Jugo de toronja o de zanahoria recién exprimido, o bien ensalada de frutas con melón, papaya, mango, higos, dátiles, nueces, yogur natural (sin sabor) y media cucharadita de miel de maple.

Y, a elección:

▷ 2 huevos cocidos 2 ½ a 3 minutos..., con 2 cucharaditas de guacamole sobre una rebanada de pan tostado de centeno; o bien una tortilla de trigo integral con un huevo revuelto con pedazos de tocino. Decora con una rodaja de melón.

▷ A elección: café descafeinado, té de hierbas, agua, leche de soya (de sabor) o limonada.

Comida

▷ Pescado al horno con mostaza y con aceitunas negras y verdes. Usa mantequilla. Decora con espinacas cocidas y aceite de oliva o mantequilla.

▷ A elección: café descafeinado, té de hierbas, agua o limonada, naranjada o té helado.

Y, a elección:

▷ Sopa de fideos con pollo, brócoli cocido con aderezo ranch bajo en grasa. O bien, champiñones rebanados en vinagreta, con cebolla en rodajas.

O bien,

▷ Pollo al horno (con especias y hierbas) sazonado con ajo y una rodaja de naranja fresca, o una ensalada con jamón magro, un poco de queso sin grasa, germinado, frutos secos, frutas, vinagreta de aceite de oliva.

- ▷ A elección: café descafeinado, té de hierbas, agua o limonada, naranjada o té helado. O mejor aún, empieza a acostumbrarte al té de ginseng.

- ▷ Antes de comenzar, es una buena idea beber al despertar cada día un vaso de agua tibia con jugo de limón. Eso estimulará la vesícula.

Cena

Malteada de frutas hecha con frutas y hielo, o sopa de verduras con pollo, o ensalada de frutas con manzana, uvas, papaya, chabacanos, mandarinas, higos, dátiles y nueces - con yogur y miel por encima y si lo deseas, algunas semillas de ajonjolí.

MIÉRCOLES

Toma al menos 8 vasos de agua de 350 ml

Respira profundamente por lo menos 3 minutos, 5 veces al día

Camina rápida y enérgicamente al menos 20 minutos después de cada comida

Sigue el plan de comidas

Vitaminas

Minerales

COMIDAS:

Desayuno

- ▷ Jugo de naranja recién exprimido mezclado con limonada, o ensalada de frutas con carambola, duraznos o mandarina, ciruelas y fresas, con jugo de manzana. Espolvorea con canela.

  Y, a elección:

▷ Una tortilla de un huevo con atún, jitomate, 1 cucharadita de queso crema, o bien 2 huevos fritos, con rodajas de tomate y jamón extra magro o pechuga de pavo y una rebanada de pan tostado de linaza; o bien, 2 rebanadas de tostadas de pan de pasas, con mermelada o miel y rebanadas de pera.

▷ A elección: café descafeinado, té de hierbas, agua, leche de soya (de sabor) o limonada.

Comida

▷ Sopa de verduras frescas, sopa de cebolla, sopa de pollo con verduras. O bien, ensalada de lechugas, tomates, zanahorias, pepino, espinacas, aguacate, cebolla.

Y, a elección:

▷ Pescado o pollo a la parrilla (con ½ cucharadita de mantequilla y aceite de cocina) sazonado con cebolla picada, ajo, orégano y una rodaja de limón fresco; o jamón magro, un poco de queso, germinado, nueces, frutas (si lo deseas) y aderezo sin grasa.

▷ A elección: café descafeinado, té de hierbas, agua o limonada, naranjada o té helado. O, incluso mejor, té de Ginseng.

Cena

▷ Consomé de pollo, verduras o ensalada de frutas con manzana, pera, cerezas, uvas, papaya, mango, nueces.

Y:

▷ Ensalada de lechugas, jitomate, zanahorias, pepino, espinaca, pollo o jamón magro, un poco de queso, germinado, frutos secos, frutas (si lo deseas) y aderezo sin grasa.

▷ A elección: café descafeinado, té de hierbas, agua o limonada, naranjada o té helado. O, incluso mejor, té de Ginseng.

JUEVES

Toma al menos 8 vasos de agua de 350 ml

Respira profundamente por lo menos 3 minutos, 5 veces al día

Camina rápida y enérgicamente al menos 20 minutos después de cada comida

Sigue el plan de comidas

Vitaminas

Minerales

COMIDAS:

Desayuno

▷ Jugo de toronja mezclado con limonada, o bien una rebanada de melón, con 1 cucharada de queso cottage. Espolvorea con canela.

Y, a elección:

▷ Un huevo revuelto, con ajo, cebolla frita y jitomate (frito en aceite de oliva), con jugo V-8. O bien, 1 rebanada de pan integral tostado y una rebanada de jamón sin grasa, pavo o tocino, con rebanadas de pera.

▷ A elección: café descafeinado, té de hierbas, agua, leche de soya o limonada.

Comida

▷ Sopa de lentejas, o sopa de cebolla con mozzarella sin grasa, o bien, ensalada de lechugas, tomates, zanahorias, pepino, espinacas, aguacate, nueces, aceite de oliva con cebolla y semillas de ajonjolí.

Y, a elección:

- ▷ Bistec asado (con ½ cucharadita mantequilla y de aceite de oliva) sazonado con cebolla picada, ajo, orégano y champiñones salteados en aceite de oliva. O cóctel de camarones con cebolla, lechuga y tomate, en salsa de coctel y ½ taza de arroz integral.

- ▷ A elección: café descafeinado, té de hierbas, agua o limonada, naranjada o té helado. O, incluso mejor, té de Ginseng.

- ▷ Antes de comenzar, es una buena idea beber al despertar cada día un vaso de agua tibia con jugo de limón. Eso estimulará la vesícula.

Cena

- ▷ Caldo de pollo, o bien, ensalada de frutas con manzana, pera, cerezas, uvas, papaya, mango, nueces.

  Y, a elección:

- ▷ Ensalada de lechugas, manzanas, peras, zanahorias, nueces, piñón, ajonjolí, con aderezo de aceite de oliva y vinagre, o bien, pechuga de pavo en rodajas con pan de linaza y queso sin grasa, germinado, cebolla y aderezo sin grasa.

- ▷ A elección: café descafeinado, té de hierbas, agua o limonada, naranjada o té helado. O, incluso mejor, té de Ginseng.

VIERNES

Toma al menos 8 vasos de agua de 350 ml

Respira profundamente por lo menos 3 minutos, 5 veces al día

Camina rápida y enérgicamente al menos 20 minutos después de cada comida

Sigue el plan de comidas

Vitaminas

Minerales

COMIDAS:

Desayuno

▷ Cualquiera de las bebidas de arándanos Ocean Spray, o ensalada de frutas con sandía, manzana, peras y fresas, con yogur natural. Espolvorea con canela.

Y, a elección:

▷ 1 taza de cereal alto en fibra con leche baja en grasa, plátano rebanado encima, y una rebanada de pan de linaza tostado con salmón ahumado, tomate, cebolla, 1 cucharadita de queso crema, o bien, 2 huevos fritos con rodajas de tomate, jamón sin grasa o pechuga de pavo y una rebanada de pan tostado de linaza; O 2 rebanadas de pan de pasas tostadas, con mermelada o miel y rebanadas de pera.

▷ A elección: café descafeinado, té de hierbas, agua, leche de soya o limonada.

Comida

▷ Sopa de pollo, apio y zanahorias, o sopa de pollo y col china. O bien, ensalada de lechuga, jitomate, zanahorias, pepino, espinacas, aguacate, con vinagreta de cebolla y aceite de oliva.

Y, a elección:

▷ Camarones en mantequilla derretida con salsa de tomate, hongos y cebolla picada, ajo y orégano y una rebanada de jitomate fresco. O bien, pechuga de pollo Cordon Blue con jamón sin grasa, queso sin grasa, salsa de soya, almendras machacadas, semillas de ajonjolí, con arroz integral.

▷ A elección: café descafeinado, té de hierbas, agua o limonada, naranjada o té helado. O, incluso mejor, té de Ginseng.

▷ Antes de comenzar, es una buena idea beber al despertar cada día un vaso de agua tibia con jugo de limón. Eso estimulará la vesícula.

Cena

▷ Consomé de pollo con fideos y verduras, o ensalada de frutas con sandía, melón, melón, cerezas, papaya, nueces, semillas.

Y, a elección:

▷ Ensalada de col, sándwich de ensalada de atún o de pollo (con manzanas, nueces y miel), con lechuga, jitomate, cebollas, germinado, queso bajo en grasa y aderezo sin grasa.

▷ A elección: café descafeinado, té de hierbas, agua o limonada, naranjada o té helado. O, incluso mejor, té de Ginseng.

SÁBADO
Toma al menos 8 vasos de agua de 350 ml
Respira profundamente por lo menos 3 minutos, 5 veces al día
Camina rápida y enérgicamente al menos 20 minutos después de cada comida
Sigue el plan de comidas
Vitaminas
Minerales

COMIDAS:

Desayuno

▷ Jugo de toronja recién exprimido, mezclado con tres gotas de jugo de limón. O bien, ensalada de frutas con sandía, melón, uva, nueces y semillas con jugo de manzana.

Y, a elección:

▷ Un huevo pasado por agua tres minutos con tostada de pan integral, con una rebanada de tomate o cebolla. Una rebanada de jamón magro, pavo, o salmón ahumado. O huevos a la mexicana con cebolla, chile, jitomate (todo picado) y servido con rebanadas de papaya.

▷ A elección: café descafeinado, té de hierbas, agua, leche de soya o limonada.

Comida

▷ Consomé de pollo con verduras. O bien, ensalada con huevo duro, lechuga, jitomate, zanahoria, espinacas, aguacate, cebolla, ajo y aderezo vinagreta.

Y, a elección:

▷ Bistec o pollo a la parrilla, con verduras y arroz integral. O bien, carne magra, con ajo y cebollas asadas. Decorar con un poco queso, germinado, nueces, frutas (si lo deseas) y salsa de soya.

▷ A elección: café descafeinado, té de hierbas, agua o limonada, naranjada o té helado. O, incluso mejor, té de Ginseng.

▷ Antes de comenzar, es una buena idea beber al despertar cada día un vaso de agua tibia con jugo de limón. Eso estimulará la vesícula.

Cena

▷ Sopa crema de apio hecha con leche descremada, o sopa de verduras, o bien, ensalada de frutas con manzana, pera, cerezas, uvas, papaya, mango, nueces.

Y, a elección:

Deja de engañarte

▷ Ensalada de lechuga, jitomate, zanahorias, pepino, espinacas, jamón, pollo o pescado, un poco de queso, germinado, frutos secos, frutas (si lo deseas) y aderezo sin grasa. Pollo o pescado con cebolla, piña, fresas, jícama.

▷ A elección: café descafeinado, té de hierbas, agua o limonada, naranjada o té helado. O, incluso mejor, té de Ginseng.

DOMINGO

Toma al menos 8 vasos de agua de 350 ml

Respira profundamente por lo menos 3 minutos, 5 veces al día

Camina rápida y enérgicamente al menos 20 minutos después de cada comida

Sigue el plan de comidas

Vitaminas

Minerales

COMIDAS:

Desayuno

▷ Limonada con fresas, o bien, ensalada de frutas con carambola, melones, manzanas, peras, ciruelas y jugo de manzana. Espolvorea con canela.

Y, a elección:

▷ Frutas con yogur, cereal alto en fibra con leche o 2 huevos pasados por agua y tostada de pan de centeno con rebanadas de manzana.

▷ A elección: café descafeinado, té de hierbas, agua, leche de soya o limonada.

Comida

▷ Sopa de elote, o bien ensalada griega con cebollas.

Y, a elección:

▷ 2 chuletas pequeñas de ternera o bistec (preparadas con aceite de oliva y orégano), verduras cocidas sazonadas con cebolla o ajo y una rebanada de limón fresco. O bien, huachinango asado a la parrilla con mantequilla de limón, con una papa asada con mantequilla, brócoli o espárragos. Decora con frutas y nueces.

▷ A elección: café descafeinado, té de hierbas, agua o limonada, naranjada o té helado. O, incluso mejor, té de Ginseng.

Cena

▷ Sopa de verduras con aguacate, o bien, ensalada de frutas con manzana, pera, cerezas, uvas, papaya, mango, dátiles, higos, nueces.

Y, a elección:

▷ Sándwich de ensalada de atún o pollo o jamón magro, o bien cóctel de camarones con galletas. Lichis (enlatados) con 1 cucharadita de miel.

▷ A elección: café descafeinado, té de hierbas, agua o limonada, naranjada o té helado. O, incluso mejor, té de Ginseng.

Sigue con la dieta de principiante hasta que estés a un 10% de tu peso ideal

CAPÍTULO SIETE

La Dieta Mediterránea

¿Te preguntas como te sentirías si fueras una diosa griega? ¿Cómo sería ser adorada por todos, querida por todo el mundo?

Tal vez no puedas convertirte en una diosa griega, pero puedes comer como una diosa griega. Y eso hará más probable que atraigas una relación amorosa con un Dios griego.

Además de tener hermosas playas, gente bonita y un gran clima todo el año, el área mediterránea tiene una dieta natural que es conocida por promover la longevidad y reducir el riesgo de enfermedad cardíaca.

En menos de 15 minutos aprenderás los secretos de la fantástica, exótica dieta de la longevidad, que puedes incorporar a tu propio plan de comidas para convertirte en una diosa.

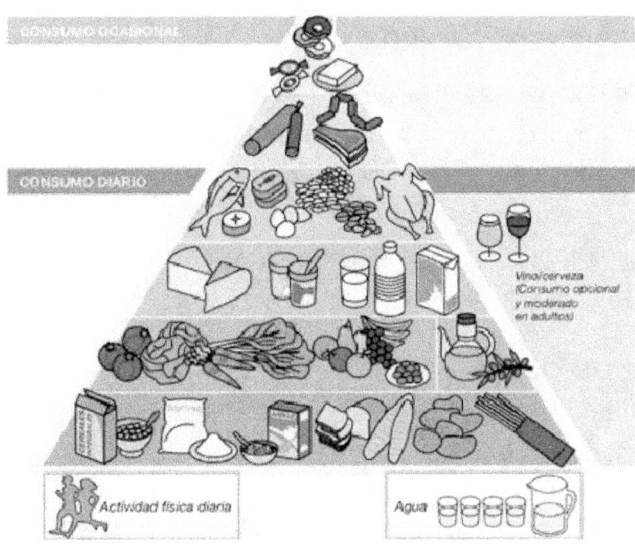

¿DÓNDE ESTÁ EL MEDITERRÁNEO?

El Mediterráneo limita con Portugal, España, Marruecos, Italia, Grecia, Malta, Túnez, Egipto, Líbano e Israel. Muchos países constituyen el área mediterránea, no hay una dieta única en toda la zona; sin embargo, la cocina mediterránea comparte algunas características comunes. Estos aspectos compartidos de la dieta mediterránea la hacen más saludable que cualquier dieta norteamericana o del norte de Europa.

COME COMO AFRODITA

En la base de la pirámide alimenticia mediterránea están los cereales, frutas frescas y vegetales, aceite de oliva, quesos, yogur y las leguminosas, todos los cuales se consumen diariamente. Los alimentos consumidos semanalmente son pescados y mariscos, aves, huevos y dulces.

Se consume carne roja menos a menudo, y el vino tinto acompaña las comidas.

LA MAGIA DE LA DIETA

Cereales, verduras y frutas frescas

La base de la dieta mediterránea son los cereales, verduras y fruta fresca. Los tres grupos son ricos en vitaminas y antioxidantes. Comerlos previene el cáncer y las enfermedades del corazón y estimula el sistema inmunitario. La mayor parte de los platillos mediterráneos contienen ajo y cebolla, que ayudan a bajar la presión arterial y combaten las infecciones.

ACEITE DE OLIVA

Otro importante alimento básico en la dieta mediterránea es el aceite de oliva. Los residentes de la costa mediterránea consumen mucho aceite de oliva. Es la principal fuente de grasa en su dieta por una buena razón. El aceite de oliva es muy alto en grasas monoinsaturadas (diferente de la grasa saturada de las carnes rojas), y ayuda a reducir el colesterol LDL. Nos protege de enfermedades del corazón bajando la presión arterial, y recubre el estómago para protegernos contra las úlceras.

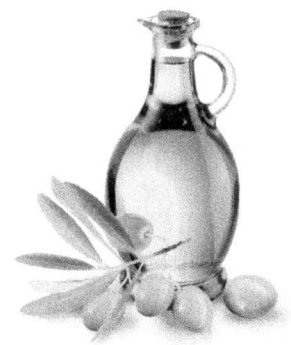

El aceite de oliva contiene varios antioxidantes que ayudan a combatir el cáncer.

PESCADO Y MARISCOS

Los países mediterráneos están cerca del mar Mediterráneo, y consumen mariscos y pescados frescos varias veces por semana. Los mediterráneos tienen sangre sana, delgada, porque los mariscos contienen ácidos grasos omega-3, que reducen el riesgo de enfermedad cardíaca al prevenir la formación de coágulos sanguíneos en las arterias.

QUESO FETA

Muchos platillos de la cocina mediterránea no están completos sin una porción generosa de queso feta. El queso feta se hace con leche de cabra y en realidad no es muy bajo en grasa (hay aproximadamente 6 gramos de grasa en 30 g de queso feta), pero proporciona una excelente fuente

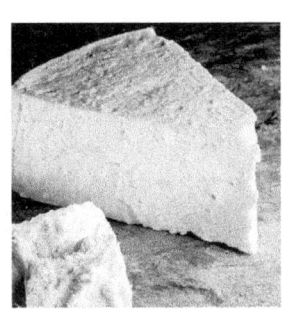

de vitamina B12, calcio, zinc y riboflavina, que ayudan a fortalecer huesos, dientes y el sistema inmunológico.

LAS FRUTAS Y VERDURAS SON VITALES PARA QUE FUNCIONE LA MAGIA

Los frutos secos tienen alto contenido de fibra y vitamina E, y también son altos en grasa. Pero, al igual que el aceite de oliva, es grasa monoinsaturada. Ayuda a eliminar el colesterol LDL de la sangre.

Las investigaciones indican que las nueces y almendras pueden disminuir los niveles de colesterol de la sangre. La proteína de la mayoría de las nueces es alta en arginina, que ayuda a relajar los vasos sanguíneos.

VINO TINTO

Los mediterráneos saben cómo disfrutar de vino tinto con moderación. Dionisio no estaba completamente loco cuando les dijo a sus seguidores que disfrutaran de la bebida. Quizás el mejor antioxidante que está presente en el vino tinto, también tenga un efecto anticoagulante de la sangre y previene la oxidación del colesterol LDL en la sangre.

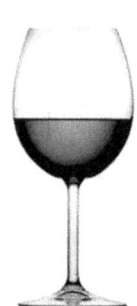

Pero la dosis recomendada es tomar aproximadamente dos vasos de vino al día. Eso puede producir beneficios para la salud. Más que esa cantidad, sin embargo, puede revertir los efectos positivos del vino en tu salud.

POCA CANTIDAD DE CARNE ROJA

El **único** alimento que no es abundante en la dieta mediterránea es la carne roja. No se consume carne roja todos los días, por eso los habitantes de los países mediterráneos tienen un menor riesgo de desarrollar enfermedad cardíaca que los mexicanos.

A LA PLANCHA, AL HORNO, A LA PARRILLA, PERO NO FRITOS

Otro aspecto de la dieta mediterránea que la distingue es que la mayoría de los alimentos se cocinan a la plancha, al horno, asados, o hervidos, pero no fritos (excepto ciertas especialidades, como las calabacitas o calamares fritos). Las parrilladas de pescado o verduras con aceite de oliva son un alimento común en muchos países mediterráneos.

Deja de engañarte

GRASAS BUENAS PARA EL CORAZÓN

La diferencia más notable de la dieta mediterránea es la fuente de grasas. Aunque el 40% de las calorías en la dieta mediterránea provienen de la grasa, esta grasa es principalmente de fuentes vegetales monoinsaturadas.

Esto ayuda a disminuir el colesterol en la sangre y protege contra enfermedades del corazón. Las grasas saturadas de origen animal, como la mantequilla o la carne roja, no son buenas para la salud del corazón.

IMITA A LOS HABITANTES DEL MEDITERRÁNEO

Para emular el estilo Mediterráneo de cocina en Tu propia cocina, intenta preparar algunos de estos platos tradicionales mediterráneos:

- Gazpacho: una sopa española fría de tomate, pepino, ajo y cebolla morada. (Te incluimos la receta al final del capítulo)

- Ensalada griega: lechuga, jitomate, aceitunas negras, queso feta, pimientos rojos y verdes, orégano y aderezo de aceite de oliva.

- Cuscús marroquí: grano de sémola con verduras frescas, ajos, comino y jengibre.

- Hummus libanés: puré de garbanzos con jugo de limón y aceite de oliva y tabulé, una ensalada hecha de trigo bulgur, perejil, tomates, cebollas, jugo de limón y aceite de oliva.

- Salmón a la plancha portugués: (un filete de salmón, con aceite de oliva y hierbas, a la parrilla).

UNA VIDA MEDITERRÁNEA

Si bien comer al estilo mediterráneo mejora la salud del corazón, los que viven cerca del Mediterráneo tienen un mejor perfil de salud general que los mexicanos. Esto se debe a su estilo de vida general, que promueve la longevidad y la relajación. Las comidas son consideradas eventos sociales en el Mediterráneo, y se pasa mucho tiempo preparándola.

Mucho más tiempo se dedica a comer los platillos. Las comidas a menudo son prolongadas y se disfrutan tranquilamente, así realmente se saborea y no se come a las apuradas.

Al prolongar las comidas, se aprecian más los sabores y también ayuda a la digestión. Esto evita que se coman comidas chatarra entre comidas. El consumo abundante de frutas y verduras en la dieta mediterránea garantiza que se coman alimentos saludables en vez de alimentos procesados.

Las culturas mediterráneas tienen una actitud relajada hacia la vida. Esto disminuye el estrés. Las siestas cortas se valoran mucho. Si vivieras en el área mediterránea, no sería inusual que dedicaras una parte de una cálida tarde a dormir. Esto no significa que la gente del Mediterráneo está tumbada 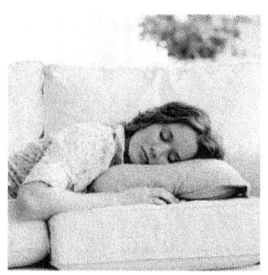 todo el día; su estilo de vida tiene una cantidad moderada de ejercicio físico o actividad para ayudar a contrarrestar los aspectos engordantes de la dieta, como los quesos y las nueces.

La dieta mediterránea está muy equilibrada con su entorno - localmente se cultivan frutas y verduras frescas y se capturan pescados y mariscos frescos fácilmente. Con los métodos modernos de almacenamiento de alimentos y la producción rápida y transporte de los mariscos, ahora todos podemos darnos festines de esta dieta mediterránea clásica - un estilo de sabor, longevidad y la vida sana de una diosa griega.

Estos son los componentes de la dieta mediterránea:
MARISCOS A LA PARRILLA, ASADOS, AVES, FRUTAS, VERDURAS, CEREALES, ACEITE DE OLIVA, QUESO FETA, NUECES, SEMILLAS, VINO TINTO, GAZPACHO, ENSALADA GRIEGA, CUSCÚS, HUMMUS.

DIETA MEDITERRÁNEA MODIFICADA
Cuando estás cerca de alcanzar tu meta

Lista de frutas aceptables

Manzanas, duraznos, aguacates, plátanos, arándanos, higos, toronja, uvas, guayabas, jícamas, limones, limas, mandarinas, mango, melones, nectarinas, naranjas, papayas, peras, ciruelas, granadas, ciruelas, pasas, carambola, fresas, tomates.

Lista de verduras aceptables

Frijoles, betabel, aceitunas negras, col, zanahoria, coliflor, apio, acelga, chayote, maíz, berenjena, ajo, ejotes, chile verde, aceitunas verdes, chícharos, pimientos verdes, lentejas, cebolla, lechuga, calabaza, rábano, espinaca, berro, calabacitas.

Lista de proteínas aceptables

Pollo, pescado, pavo, tofu, cereales, legumbres.

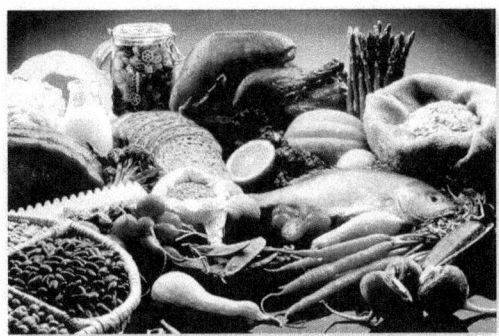

Lista de alimentos a reducir/eliminar

Azúcar, pan blanco, harina, arroz blanco, todos los postres.

Bebidas aceptables

Café descafeinado, té de hierbas, agua, bebidas dietéticas, leche de soya (de sabor), limonada, naranjada, frutas o jugos de verduras y vino tinto.

Botanas aceptables

Frutas, frutos secos, semillas, verduras, barras de fibra.

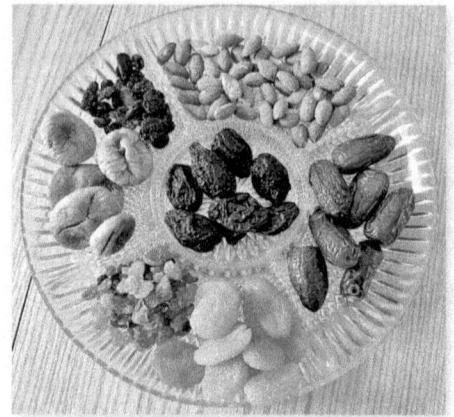

INSTRUCCIONES PARA TODOS LOS DÍAS

Toma al menos 8 vasos de agua de 350 ml

Respira profundamente por lo menos 3 minutos, 5 veces al día

Camina rápida y enérgicamente al menos 20 minutos después de cada comida

Sigue el plan de comidas

Vitaminas

Minerales

LUNES

Desayuno

▷ Jugo de toronja recién exprimido, o bien, ensalada de frutas con melón, manzana, pera, cerezas, uvas, papaya, mango, nueces machacadas y un pequeño trozo de queso feta.

Y, a elección:

▷ 2 Huevos fritos con tomate en rodajas y rebanada de pechuga de pavo o salmón ahumado, con una rebanada de pan de centeno, jalea; o bien, 2 tostadas de pan de pasas, jalea, miel de maple o miel, con rebanadas de pera.

▷ A elección: Café descafeinado, té de hierbas, agua, fruta fresca o jugo de vegetales, leche de soya (de sabor) o limonada.

Comida

▷ Pescado a la parrilla (con 1 cucharadita aceite de oliva) sazonado con cebolla picada, ajo y orégano y una rebanada de limón fresco. Ensalada con jamón magro, un poco de queso, germinado, nueces, frutas (si lo deseas) y aderezo sin grasa.

▷ A elección: Café descafeinado, té de hierbas, agua o limonada o naranjada, té o jugo de fruta o verdura. O, incluso mejor, té de Ginseng o un vaso chico de vino tinto.

Cena

▷ Consomé de pollo con verduras, o ensalada de frutas con manzana, pera, cerezas, uvas, papaya, mango, nueces picadas.

Y, a elección:

▷ Ensalada de lechuga, tomates, aceitunas negras y verdes, zanahorias, pepino, espinacas, pollo o pavo, queso feta, germinado, nueces, frutas (si lo deseas) y aderezo sin grasa. O bien un sándwich de atún o de pollo con pan integral o sándwich de hummus con una porción de cuscús.

▷ A elección: Café descafeinado, té de hierbas, agua o limonada o naranjada, té o jugo de fruta o verdura. O, incluso mejor, té de Ginseng o un vaso chico de vino tinto.

O bien,

▷ Gazpacho o sopa de cebolla, o sopa de verduras y pavo. O bien, ensalada de lechuga, jitomate, zanahorias, aceitunas negras, pepino, espinacas, aguacate, cebolla. O prueba ostras crudas o enlatadas con salsa cóctel.

MARTES

Desayuno

▷ Jugo de naranja recién exprimido o jugo de zanahoria, o bien ensalada de frutas con melón, papaya, mango, higos, dátiles, nueces, yogur natural (sin sabor), 1/2 cucharadita de miel de maple y semillas de ajonjolí.

Y, a elección:

▷ 2 huevos cocidos 2 1/2 a 3 minutos... las yemas muy suaves, con pequeña rebanada de aguacate sobre una rebanada de pan tostado de centeno; O bien una tortilla integral con un huevo revuelto con pedazos de tocino. Disfruta con una rodaja de melón.

▷ A elección: Café descafeinado, té de hierbas, jugo de fruta o verdura, agua, leche de soya (de sabor) o limonada.

Comida

▷ Sopa de pollo de betabel (con 1 cucharadita de crema agria) o brócoli con aderezo ranch bajo en grasa y hongos en vinagreta, con cebolla en rodajas.

Y, a elección:

▷ Salmón al horno con mostaza de Dijon, con aceitunas verdes y negras. Usa mantequilla. Decora con espinacas cocidas y aceite de oliva con mantequilla e higos frescos. O bien, sándwich de atún en pan integral.

▷ A elección: Café descafeinado, té de hierbas, agua o limonada o naranjada, té o jugo de fruta o verdura. O, incluso mejor, té de Ginseng o un vaso chico de vino tinto.

Cena

▷ Malteada de frutas hecha con frutas, agua y hielo en una licuadora, o sopa de verduras con pavo, o ensalada de frutas con melón, manzana, uvas, papaya, duraznos, nectarinas, higos, dátiles y nueces - con ½ taza de yogur y miel. Si lo deseas, agrega semillas.

Y, a elección:

▷ Pollo al horno (con especias y hierbas) sazonado con ajo y una rodaja de naranja fresca, o una ensalada griega con queso feta, germinado, frutos secos, vinagreta de aceite de oliva.

▷ A elección: Café descafeinado, té de hierbas, agua o limonada o naranjada, té o jugo de fruta o verdura o un vaso chico de vino tinto.

MIÉRCOLES

Desayuno

▷ Jugo de naranja mezclado con limonada, o bien, ensalada de frutas con carambola, duraznos o nectarinas, ciruelas y fresas, con jugo de manzana. Espolvorear con nueces y canela.

Y, a elección:

▷ Una tortilla de un huevo con atún, jitomate, 1 cucharadita de queso crema, 2 huevos fritos con rodajas de jitomate y jamón extra magro o pechuga de pavo y una rebanada de pan de centeno tostado; o bien, 2 tostadas de pan de pasas, con mermelada o miel, con rebanadas de pera.

▷ A elección: Café descafeinado, té de hierbas, agua, jugo de fruta o verdura, leche de soya (de sabor) o limonada.

Comida

▷ Sopa de verduras o de cebolla, o bien, ensalada de lechugas, jitomate, zanahorias, pepino, espinacas, aguacate, nueces, aceite de oliva y cebolla.

Y, a elección:

▷ Pescado a la parrilla (aceite de oliva, ajo, orégano) sazonado con cebolla picada y cilantro y una rebanada de limón fresco. O bien, ensalada de pollo, pavo o atún, queso feta, coles, nueces, frutas (si lo deseas) y aderezo sin grasa.

▷ A elección: Café descafeinado, té de hierbas, agua o limonada o naranjada, té o jugo de fruta o verdura. O, incluso mejor, té de Ginseng o un vaso chico de vino tinto.

Cena

▷ Sopa de verduras con fideos, o ensalada de frutas con manzana, pera, cerezas, uvas, papaya, mango, nueces.

Y, a elección:

▷ Ensalada de lechuga, jitomate, zanahorias, pepino, espinaca, pollo o pavo, queso feta, germinado, nueces, frutas (si lo deseas) y aceite de oliva con vinagre y especias. O sándwich de hummus con una porción de cuscús.

▷ A elección: Café descafeinado, té de hierbas, agua o limonada o naranjada, té o jugo de fruta o verdura. O, incluso mejor, té de Ginseng o un vaso chico de vino tinto.

JUEVES

Desayuno

▷ Jugo de toronja recién exprimido con 3 gotas de jugo de limón. O una rebanada de melón, 1 cucharada de queso feta con nueces.

Y, a elección:

▷ Un huevo revuelto, con cebolla, ajo y aderezo de tomate, (frito en aceite de oliva), jugo V-8. O bien, 1 rebanada de pan integral tostado y una rebanada de pavo o pollo, con rebanadas de pera.

▷ A elección: Café descafeinado, té de hierbas, jugo de fruta o verdura, agua, leche de soya (de sabor) o limonada.

Comida

▷ Sopa de lentejas con pollo, pavo, o camarones, o sopa de cebolla con trozos de queso de cabra, o ensalada de lechugas, jitomate, zanahorias, pepino, espinacas, aguacate, nueces, semillas de ajonjolí, semillas de girasol, aceite de oliva con ajo machacado.

Y, a elección:

▷ Filete de huachinango a la parrilla (con aceite de oliva) sazonado con cebolla picada y ajo, tomates secos, orégano y espárragos. O bien, cóctel de mariscos con camarones, surimi, almejas con lechuga, cebolla, tomate, en salsa roja y ½ taza de arroz integral preparado con hierbas y aceite de oliva.

▷ A elección: Café descafeinado, té de hierbas, agua o limonada o naranjada, té o jugo de fruta o verdura. O, incluso mejor, té de Ginseng o un vaso chico de vino tinto.

Cena

▷ Sopa Campbell crema de tomate (hecha con leche descremada), o bien, ensalada de fruta con manzana, pera, cerezas, uvas, papaya, mango, nueces, miel.

Y, a elección:

▷ Ensalada con lechuga, manzanas, peras, zanahorias, nueces, piñón, ajonjolí, con aceite y vinagre, o bien pechuga de pavo en rodajas sobre pan de centeno con queso feta, coles, cebollas y aderezo de aceite de oliva y vinagre.

▷ A elección: Café descafeinado, té de hierbas, agua o limonada o naranjada, té o jugo de fruta o verdura. O, incluso mejor, té de Ginseng o un vaso chico de vino tinto.

VIERNES

Desayuno

▷ Jugo de arándanos, o ensalada de frutas con sandía, manzanas, peras y fresas, con yogur natural. Espolvorea con canela.

Y, a elección:

▷ 1 taza de cereal alto en fibra con leche baja en grasa y plátano rebanado, con una rebanada de pan de centeno tostado con salmón ahumado, tomate, cebolla, 1 cucharadita de queso crema, o bien, 2 huevos fritos con rodajas de tomate, jamón sin grasa o pechuga de pavo y una rebanada de pan de centeno tostado; o bien 2 tostadas de pan de pasas, con mermelada o miel, con rebanadas de pera.

▷ A elección: Café descafeinado, té de hierbas, jugo de fruta o verdura, agua, leche de soya (de sabor) o limonada.

Comida

▷ Sopa de pollo con apio y zanahorias o repollo chino. O bien, ensalada de verduras a la parrilla, con tomates, zanahorias, pepino, berenjena, cebolla con vinagreta de aceite de oliva.

Y, a elección:

▷ Cóctel de mariscos, con surimi o cangrejo, camarones, ostras, almejas, con salsa cóctel, o bien pechuga de pollo marinada / Cordon Blue con jamón de pavo, un pedazo de queso feta, salsa de soya, almendras machacadas, semillas de ajonjolí. Arroz integral con hierbas.

▷ A elección: Café descafeinado, té de hierbas, agua o limonada o naranjada, té o jugo de fruta o verdura. O, incluso mejor, té de Ginseng o un vaso chico de vino tinto.

Cena

▷ Caldo de verduras y fideos, o bien, ensalada de frutas con sandía, melón, cerezas, papaya, nueces, semillas de girasol.

Y, a elección:

▷ Sándwich de pan de pita con hummus, o bien ensalada de atún, pollo o pavo con col (con manzanas y nueces y miel), cuscús, con lechuga, jitomate, cebollas, col, queso feta, con vinagreta de aceite de oliva.

▷ A elección: Café descafeinado, té de hierbas, agua o limonada o naranjada, té o jugo de fruta o verdura. O, incluso mejor, té de Ginseng o un vaso chico de vino tinto.

SÁBADO

Desayuno

▷ Jugo de toronja con 3 gotas de jugo de limón. O, ensalada de frutas con sandía, melón, uvas, nueces, semillas de girasol con jugo de manzana.

Y, a elección:

▷ Un huevo escalfado sobre pan de centeno tostado, con una rebanada de jitomate o cebolla. Un trozo de queso feta, pavo magro o salmón ahumado. O bien, huevos a la mexicana con cebolla, chile verde, tomate (todo picado), rebanadas de papaya o piña.

▷ A elección: Café descafeinado, té de hierbas, jugo de fruta o verdura, agua, leche de soya (de sabor) o limonada.

Comida

▷ Sopa de miso o consomé de pollo con verduras. O bien, ensalada de huevo duro, lechuga, jitomate, zanahoria, espinacas, aguacate, cebolla y ajo con vinagreta de aceite de oliva y nueces picadas.

Y, a elección:

▷ 3 Camarones a la parrilla, o 3 ostras ahumadas o 3 almejas, con una chuleta chica de cordero a la parrilla con verduras, arroz integral y pan de pita. O pastel de carne molida magra, con ajo y cebollas asadas. Acompaña con queso feta, coles, nueces, frutas (si lo deseas) y salsa de soja.

▷ A elección: Café descafeinado, té de hierbas, agua o limonada o naranjada, té o jugo de fruta o verdura. O, incluso mejor, té de Ginseng o un vaso chico de vino tinto.

Cena

▷ Consomé de pollo o sopa de apio, o de verduras, o ensalada de frutas con manzana, pera, cerezas, uvas, papaya, mango, nueces.

Y, a elección:

▷ Ensalada de lechuga, jitomate, zanahorias, pepino, espinaca, jamón magro, pollo o pescado, un poco de queso, germinado, nueces, frutas (si lo deseas) y vinagreta de aceite de oliva. O, prueba pollo o pescado agridulce con piña, cebolla, jícama, fresas y nueces picadas.

▷ A elección: Café descafeinado, té de hierbas, agua o limonada o naranjada, té o jugo de fruta o verdura. O, incluso mejor, té de Ginseng o un vaso chico de vino tinto.

DOMINGO

Desayuno

▷ Limonada con fresas, o ensalada de frutas de carambola, melón, manzana, pera, ciruelas y jugo de manzana. Espolvorea con nueces picadas.

Y, a elección:

▷ Frutas con yogur, cereal alto en fibra con leche, o bien 2 huevos cocidos, pan de centeno tostado con rebanadas de manzana.

▷ A elección: Café descafeinado, té de hierbas, jugo de fruta o verdura, agua, leche de soya (de sabor) o limonada.

Comida

▷ Sopa crema de elote o de jitomate, o bien, ensalada griega con cebollas en aceite y vinagre.

Y, a elección:

▷ 2 chuletas de cordero pequeñas (preparadas con aceite de oliva y orégano) verduras cocidas sazonadas con cebolla o ajo y orégano y una rebanada de limón fresco. O pescado a la parrilla con mantequilla, una papa asada con mantequilla, o brócoli o espárragos al vapor. Decora con frutas y nueces.

▷ A elección: Café descafeinado, té de hierbas, agua o limonada o naranjada, té o jugo de fruta o verdura. O, incluso mejor, té de Ginseng o un vaso chico de vino tinto.

Cena

▷ Gazpacho con aguacate y galletas, o bien ensalada de frutas con manzana, pera, cerezas, uvas, papaya, mango, dátiles, higos, nueces.

Y, a elección:

▷ Sándwich de ensalada de atún o pollo, o de jamón magro con pan de centeno o pan integral. O bien, cóctel de camarones con galletas.

▷ A elección: Café descafeinado, té de hierbas, agua o limonada o naranjada, té o jugo de fruta o verdura. O, incluso mejor, té de Ginseng o un vaso chico de vino tinto.

RECETA GAZPACHO

Ingredientes:

- 1 kilo de jitomates rojos
- 1 pimiento verde
- 1 pepino
- 1 trozo de cebolla
- 1 diente de ajo
- 3 cucharadas de aceite de oliva
- Vinagre de vino blanco
- 1 cucharadita de sal
- agua fría

Preparación:

1. Lava bien los tomates, el pepino y el pimiento y córtalos en trozos

2. Pela el diente de ajo y corta la cebolla en trozos

3. Pela y corta el pepino, reservando una parte

4. En el vaso de la licuadora mezcla todo sin que queden trozos.

5. Añade la sal, el aceite y tres cucharadas de vinagre. Sazona con la sal y el vinagre a tu gusto.

6. El gazpacho debe tener una consistencia adecuada, si necesita agua, añade un poco, tampoco debe quedar muy aguado.

7. Por último añade el pepino que teníamos reservado. Refrigera y sirve muy frío.

CAPÍTULO OCHO

Con sabor mexicano

Lejos de ser un obstáculo, hacer dieta en familia debería resultarte una verdadera oportunidad para que todos adquieran hábitos sanos de alimentación.

Lo primero que debes tener en cuenta es que no hay que hacer comidas distintas en la casa porque tú estás comiendo sano: todos deben comer en forma saludable. La comida en familia debe ser una aventura de exploración de nuevos sabores y de educación. Ya que estás comiendo saludable, ofrece a tus hijos el mismo menú. Usa tu creatividad para ofrecer opciones, colores y variedad.

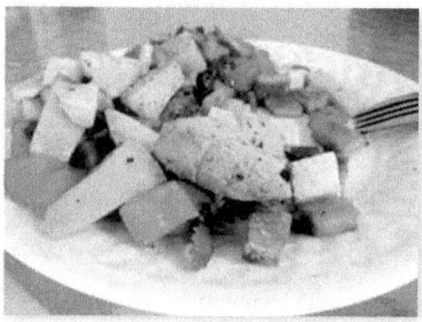

De todos modos, a continuación te damos un plan de comidas semanal con sabor mexicano. Eso sí, tendrás que limitarte con las tortillas o remplazarlas por las de nopal o las de harina light.

LUNES

Desayuno

Torta de jamón: En un bolillo sin migajón, añade una rebanada delgada de jamón de pavo, una rebanada delgada de queso panela, una rebanada gruesa de aguacate, jitomate y lechuga. Acompaña con una taza de papaya.

Comida

Sopa de garbanzo hecha con media taza de garbanzo, 100 g de pollo cocido en una taza de jugo de naranja, más una taza de lechuga con pepino, puedes comer acompañado de una tortilla de nopal, y de postre una taza de sandía.

Cena

Tacos de flor de calabaza y champiñones, con dos tortillas de nopal, una taza de flor de calabaza y champiñones.

Café con leche además de media taza de leche con medio plátano.

Refrigerios: una taza de jícama o piña con chile.

MARTES

Desayuno

Enfrijoladas con dos tortillas light o de nopal con media taza de frijoles molidos y tres cucharadas de queso parmesano.

Un vaso de jugo de naranja.

Comida

Fideos con verdura preparados con una taza de fideos con una taza de chícharos con zanahoria.

Calabacitas rellenas: dos calabacitas rellenas de queso panela (60 g) con caldillo de jitomate

Una taza de melón con una manzana picada.

Cena

Avena preparada con media taza de avena, media taza de leche y medio plátano.

Refrigerios: yogur natural con miel, o una taza de fruta con chile, o una manzana.

MIÉRCOLES

Desayuno

Huevo con rajas de chile poblano preparado con un huevo y media taza de chile poblano asado y cortado en rajas.

Coctel de frutas preparado con una taza de melón, sandía, papaya, piña.

Comida

Sopa de frijol hecha con media taza de frijol. Bistec a la mexicana: 60 g de bistec cocido en caldillo de jitomate con una taza de zanahoria y calabacitas cocidas. Acompaña con una tortilla de nopal y un vaso de jugo de naranja.

Postre: una taza de plátano con una cucharadita de crema.

Cena

Licuado de fresa: media taza de leche y 12 fresas frescas, 4 Galletas Marías.

Refrigerio: una fruta o un yogur natural descremado.

JUEVES

DESAYUNO

Cereal con leche: media taza de cereal y media taza de leche más una manzana.

Comida

Sopa de calabacita con una taza de calabacita y caldo de pollo sin grasa, 100 g de pechuga de pollo a la parrilla y una taza de chayotes cocidos, acompañar con una taza de frijoles de la olla, un bolillo sin migajón y de postre un plátano.

Cena

Dos tortillas de nopal, una taza de brócoli cocido más una pera.

Refrigerios: una taza de papaya o piña.

VIERNES

Desayuno

Yogur con plátano: media taza de yogur natural con un plátano más cuatro cucharadas de amaranto.

Comida

Sopa de col con una taza de col, una tostada de nopal con 100g de tinga de pollo, además dos tazas de ensalada de lechuga, y un mango como postre.

Cena

Tacos de frijol con dos tortillas de nopal con media taza de frijoles, tres cucharadas de queso parmesano y medio vaso de jugo de naranja.

Refrigerio: jícama con chile o una taza de piña.

SÁBADO

Desayuno

Tacos de champiñones con tortilla de nopal y una taza de champiñones, más café con leche y una pera.

Comida

Sardinas en escabeche, 60 g de sardinas con ensalada de verduras hecha con una taza de brócoli con coliflor cocida. De postre 12 fresas con dos cucharaditas de crema.

Cena

Dos tostadas con media taza de frijoles y 50 g de queso panela más una taza de lechuga con jitomate.

Coctel de frutas hecho con dos tazas melón y papaya.

Refrigerio: una fruta o una taza de yogur natural o una gelatina diet

DOMINGO

Desayuno

Molletes hechos con un bolillo sin migajón, media taza de frijoles, 30 g de queso, acompañado con salsa pico de gallo, más una taza de papaya.

Comida

Arroz verde hecho con media taza de arroz, además 60 g de albóndigas (dos) con jitomate y dos tazas de calabacitas cocidas. Acompaña con una tortilla de nopal y un mango de postre.

Cena

Atole de guayaba: media taza de leche, 2 cucharadas de maicena y 4 guayabas.

Refrigerios: una taza de pepinos o jícama.

AQUÍ TIENES OTRAS OPCIONES DE COMIDAS PARA QUE HAYA MÁS VARIEDAD:

DESAYUNOS A ESCOGER:

Opción 1

1 vaso de jugo verde

Chilaquiles preparados con 2 tortillas

Queso panela

1 rebanada de jamón

Opción 2

Huevo a la mexicana

1 tortilla de nopal

1 jugo de naranja

Opción 3

1 taza de yogur natural

12 uvas o 1 taza de fruta picada

3 cucharadas de granola o 1 pan tostado

Café o té

Refrigerio:

1 taza de jícama o pepino

ALMUERZOS A ESCOGER:

Opción 1

1 taza de frijoles de olla

Carne de res deshebrada guisada

1 tostada o 1 tortilla

1 vaso de agua de Jamaica

Opción 2

1 pieza de pollo
½ taza de mole
½ porción de arroz
1 vaso agua de horchata

Opción 3

1 filete de pescado
½ taza de arroz o 1 tostada
Verdura cocida cantidad libre
1 vaso de agua de limón

Refrigerio:

1 gelatina o 1 fruta

CENAS A ESCOGER:

Opción 1

1 mollete (½ bolillo, frijoles, queso, pico de gallo)
Verduras al vapor (libre)
Café o té

Opción 2

1 vaso de leche light
¾ taza de avena
½ plátano o 3 fresas
Café o té

Opción 3

1 plato de pozole con pocos granos
1 tostada
Café

DIETA DE EMERGENCIA
SOPA MILAGROSA DEL DR. JAY

Tomando esta sopa quemas más calorías de las que contiene.

Ingredientes

- 6 cebollas medianas
- 2 pimientos verdes grandes
- 1 col grande
- 1 rama de apio mediana
- 1 ó 2 latas de jitomates frescos
- 1 sobre de sopa de cebolla
- hierbas para sazonar (opcional)
- agua para cubrir todos los ingredientes
- Toma un tazón con la comida y cena todos los días.

Preparación

Coloca todas las verduras en una olla grande y cubre con agua. Lleva a ebullición, agrega el sobre de sopa (si lo deseas) y deja hervir suavemente durante 10 minutos. Tapa la olla, reduce el fuego y hierve a fuego lento hasta que todas las verduras estén cocidas, hasta 90 minutos. Agrega pimienta negra y hierbas picadas (reserva algunas para decorar).

Toma toda la sopa que quieras, tantas veces como quieras. Mínimo un tazón en la comida y la cena.

Toma toda el agua que desees y bebidas sin calorías, incluyendo café, té e infusiones. Evita el azúcar, edulcorantes artificiales, stevia, miel, etc. Aprende a disfrutar del agua con una rodaja de limón.

Esto es todo lo que puedes comer:

LUNES: Todas las frutas excepto plátanos. Hoy no consumas plátanos, espera...

MARTES: Todas las verduras, crudas o cocidas. Esto incluye una enorme papa al horno con un poco de mantequilla.

MIÉRCOLES: Frutas y verduras, pero no papas ni plátanos.

JUEVES: Plátanos y leche descremada--come hasta 8 plátanos y bebe hasta 8 vasos de leche descremada. Recomendación – Licúa la leche, hielo y el plátano, este batido es delicioso y llena el estómago. Si los plátanos están muy maduros - ¡el batido será naturalmente dulce!

VIERNES: Carne de res, pollo sin piel o pescado (hervida, asada a la parrilla, etc. - no frita) —hasta 500 gramos en total. También puedes comer seis tomates. Ninguna fruta ni otras verduras. Y debes beber como mínimo 8 vasos de agua. No olvides al menos un plato de sopa por comida.

SÁBADO: Carne de res, pollo sin piel o pescado (hervida, asada a la parrilla, etc. - no frita) y verduras. Max. 250 gramos. Toma ocho vasos de agua y toma al menos un plato de sopa por comida.

DOMINGO: Arroz integral, verduras y jugos de fruta sin azúcar y 100 gramos de pollo cocido.

Puedes seguir la dieta hasta 14 días y puedes bajar hasta 10 kilos en dos semanas, pero si no sigues el resto de las instrucciones, puedes tener efectos secundarios.

Instrucciones: Toma vitaminas y minerales (una dosis normal) todos los días que estés haciendo la dieta. Camina todos los días después de cada comida para construir músculo - esta dieta a menudo metaboliza todo incluyendo el músculo - así que camina para reconstruirlo. El jueves - día de plátanos, algunas personas se marean. Sugiero que te quedes en casa y no conduzcas un autobús escolar ni hagas nada que requiera la máxima claridad mental.

Eso es todo - MÁXIMO 2 SEMANAS DE DIETA. Y vuelve al plan de alimentación normal. Esto es ideal para perder los kilos necesarios para caber en tu bikini o en el vestido para la próxima boda.

ADVERTENCIA: NO USES ESTA DIETA A MENOS QUE TENGAS ALGÚN EVENTO COMO UNA BODA O FIESTA Y QUIERAS BAJAR RÁPIDO DE PESO. NO LA USES DURANTE MÁS DE CATORCE DÍAS, ES PELIGROSO.

Deja de engañarte

CAPÍTULO NUEVE

Desintoxicación (Depuración)

Si has comido bien toda tu vida y nunca comiste alimentos poco saludables, como carnes rojas, carne de res, carne de cerdo y azúcar, y productos refinados como arroz o harina, comiste muchas frutas y verduras y bebiste dos litros de agua al día, toda la vida – no te estaría diciendo esto ni estarías leyendo este libro.

Sin embargo, si comes todas esas cosas, necesitarás una desintoxicación y hemos creado una dieta especial para este propósito.

Si la sigues, depurará tu sistema. Estos tés te ayudarán a acelerar el proceso de desintoxicación.

Infusiones - para limpiar las paredes intestinales, el estómago, el colon y limpiar los riñones y la vejiga, hay diferentes tés. Puedes encontrarlos en las tiendas naturistas. Mi favorito para la limpieza gastrointestinal es el té que contiene malva. A menudo los llaman tés de dieta. Toma una taza al día y puedes endulzarla con miel y agregarle limón. Eso sí, quédate cerca del baño y asegúrate de tener un rollo entero de papel higiénico, podrías necesitarlo. Úsalo tres días de una semana, y luego puedes empezar un programa de desintoxicación con frutas, verduras y jugos que te ayudarán a limpiar y mantener tu cuerpo limpio.

La desintoxicación del hígado - ¿por qué tendrías que desintoxicar tu hígado? ¿Estás viva? ¡Agradécele a tu hígado! No podrías vivir sin él. El hígado necesita desintoxicación cuando uno consume:

a. Alimentos envasados en plástico
b. Carnes criadas comercialmente

c. Cualquier medicina

d. Alcohol o drogas

e. y muchas cosas más

El hígado es importante. Es donde los nutrientes y compuestos de descomponen, sintetizan, transforman, se queman y se excretan. Algunas de las funciones más importantes del hígado son:

• Metabolizar los nutrientes para la vida: proteínas, grasas, hidratos de carbono.

• Desintoxicación... Convierte las toxinas en sustancias no tóxicas para expulsarlas.

• Produce y secreta bilis para absorber los nutrientes solubles en la grasa y eliminar las sustancias tóxicas.

• Purifica la sangre. Filtra las bacterias, endotoxinas, anticuerpos-antígenos y otras partículas de la circulación.

• Actúa como un banco de sangre del 20 a 30% de la sangre de tu cuerpo.

• Produce agentes de coagulación y proteínas de la sangre.

• Produce hormonas metabólicas y de almacenamiento.

• Metaboliza las grasas... controla triglicéridos, colesterol, otras grasas en la sangre y los niveles de grasa corporal

Tu salud depende de un hígado sano. Si el hígado no está sano, tú tampoco lo estás. El hígado está sujeto a muchas agresiones diferentes a lo largo de la vida, y puede funcionar mal y estar sobrecargado de los venenos que desintoxica y otros factores, que pueden contribuir al desarrollo de muchos problemas de salud.

Signos de un hígado congestionado

La congestión es más que una mínima pérdida de la función hepática. A menudo ocurre por tener un flujo biliar reducido. Pero, un hígado perezoso puede ser el resultado de productos químicos tóxicos, drogas, alcohol y los cálculos biliares.

Algunas señales de un hígado perezoso:

• Alergias

• PMS (síndrome premenstrual)

• Sensibilidades químicas

• Constipación

• Obesidad

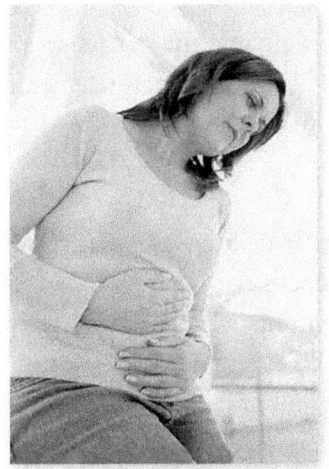

Un hígado perezoso puede producir dispepsia digestiva - malestar después de las comidas - sobre todo en el lado derecho, en la zona de la vesícula biliar y una intolerancia a comer alimentos grasos. La obesidad puede ser el resultado de un hígado perezoso y dañado. Muchas personas no tienen una función saludable del hígado.

Este programa de limpieza debe seguirse cinco días. Al principio, hazlo una vez cada tres meses. Después de un año, hazlo cada dos meses. Después del tercer año, hazlo mensualmente.

Empieza tu programa de limpieza con un cóctel cada mañana durante al menos cinco días. Los ingredientes están listados abajo.

CÓCTEL MATUTINO

En la mañana, lo primero que debes hacer es tomar este cóctel. Mezcla los siguientes ingredientes en una licuadora:

- 4 Cucharadas de aceite de oliva virgen prensado en frío
- 2 dientes medianos de ajo fresco
- El jugo de un limón

Nota: Si el cóctel es demasiado amargo para ti, puedes agregarle el jugo de media naranja.

Nota: A menudo habrá un poco de náuseas y en raras ocasiones, algún dolor abdominal al beber el cóctel de la mañana. Sin embargo, estos desaparecerán en una hora.

Té de hierbas

Bebe dos tazas de este té de hierbas caliente 30 minutos a una hora después de tomar el cóctel.

Incluye una combinación de las siguientes hierbas: diente de león, raíz de jengibre, raíz de bardana, flor de trébol rojo, hoja o raíz de consuelda y menta. Disfruta de estos tés sin endulzar o usa miel.

Frutas como refrigerio

Como refrigerio, come fruta junto con el té o después de beber el té de hierbas. Come sólo un tipo de fruta por vez. Deben ser frescas, maduras y de temporada. Puede ser piña, papaya, 1/2 melón, naranja, toronja, nectarina, pera, uvas, mango y plátano. Asegúrate de lavarlas bien y comer fruta orgánica siempre que sea posible. No le agregues edulcorantes ni azúcar.

Verduras para el almuerzo y cena

Para el almuerzo y la cena come verduras frescas y germinado, preferiblemente crudos - pero si los cocinas, bebe el caldo. Las mejores verduras son: espárragos, betabel, brócoli, coles de Bruselas, repollo, zanahorias, coliflor, apio, pepino, berenjena, col rizada, pimientos: rojo, verde y amarillo, cebolla, ajo, lechuga, hojas verdes y rojas, espinacas, mostaza, hojas de betabel, nabo, col rizada, escarola, perejil, tomates, calabaza, calabacitas, diente de León y rábano.

Puedes comerlos en ensalada, al vapor o cocerlos en una cacerola con agua. Come no más de 5 tipos de verduras a la vez. Para aderezar las ensaladas, usa aceite de oliva con limón o vinagre e incluye tus hierbas favoritas. Come todo lo que quieras.

Evita estos alimentos

Todas las carnes, pescados y mariscos, productos lácteos, alimentos refinados y procesados (todos los alimentos que vienen en latas, cajas o paquetes). También evita todos los edulcorantes como el azúcar de mesa, azúcar moreno y miel. Evita las nueces.

Bebidas

Bebe todos los líquidos que quieras. Bebe solo agua, infusiones, jugos de fruta y el cóctel matutino. Trata de beber por lo menos seis vasos de líquido al día para ayudar a hidratarte y a eliminar las toxinas de tu cuerpo.

Eliminar lo siguiente de tu dieta

Azúcar blanca procesada, azúcar refinada, NutraSweet (aspartamo), otros edulcorantes artificiales, nada endulzado con jugo de frutas, azúcar de betabel, jarabe de arroz integral, jarabe de maíz, dextrosa, fructosa, lactosa, maltodextrina, melaza, leche helada, sacarosa, jugo de uva blanca.

Puedes usar:

Miel, jarabe de arroz, miel de maple, Stevia. Si realmente deseas azúcar, la miel cruda es el mejor sustituto.

EVITA ESTAS SUSTANCIAS:

Azúcar - evitar tanto como sea posible todos los alimentos que contengan azúcar (por ejemplo pasteles, dulces, helados, refrescos, determinados cereales, gelatina, salsa de tomate, etc.)

Alcohol - Evita todas las bebidas alcohólicas incluyendo licor, cerveza y vino. Prueba agua gasificada con un toque de limón o lima.

Cafeína – evita el café, té, cola y chocolate tanto como sea posible. Es aconsejable también evitar el café descafeinado. Los tés de hierbas no sólo son sustitutos aceptables, sino también terapéuticos.

Productos de harina blanca - Evita el pan blanco y arroz blanco, porque al procesarlos se les quitan las vitaminas y minerales y tienen poco valor nutricional en comparación con sus parientes naturales.

Las grasas hidrogenadas - evita las grasas hidrogenadas, aceites a los que se les han agregado átomos de hidrógeno (por ejemplo, margarina, mayonesa y mantequilla de cacahuate procesada) - que contienen ácidos grasos trans. Puedes usar mantequilla. Las grasas saturadas como la mantequilla y grasas animales se permiten con moderación. Puedes usar aceites vegetales prensados en frío (por ejemplo, cártamo, ajonjolí, canola, aceite de oliva virgen, girasol). Evita freír en aceite vegetal.

VITAMINAS

Asegúrate de tomar una vitamina potente del complejo B. La mayoría de los alimentos te dará una nutrición excelente, pero es importante tener:

1. Suficiente vitamina D

2. Suficiente vitamina C, más durante la temporada de resfríos y gripe.

3. Vitamina E... toma un suplemento.

4. Asegúrate de consumir suficiente calcio y magnesio

La vitamina E puede tomarse una vez al día, o incluso una vez por semana, puesto que es soluble en la grasa. Ten en cuenta que se toman estos suplementos como una forma de seguro, ya que las verduras y frutas tienen un montón de nutrientes que son particularmente útiles para quemar grasa.

CAPÍTULO DIEZ

Si Tienes 50 Kilos o Más de Sobrepeso

RECOMENDACIONES ADICIONALES

1. OBTÉN AYUDA DE UN PROFESIONAL.

Cuanto más sobrepeso tengas, lo más probable es que necesites estar monitoreado y más vas a necesitar estar bajo supervisión médica, al menos al inicio.

La obesidad contribuye a la mayoría de los problemas de salud, incluyendo presión sanguínea alta, colesterol alto, enfermedades del corazón y resistencia a la insulina; el cuidado médico es necesario.

A veces, descubrir estos riesgos y obtener un tratamiento también puede ayudarte a perder peso; por ejemplo, aprender a controlar tus niveles de insulina también puede ayudarte a controlar tu hambre, y eso puede hacerte perder peso fácilmente.

2. INCORPORA MOVIMIENTO A TU VIDA.

Cuando tienes mucho sobrepeso, mover tu cuerpo puede ser no solo físicamente desafiante, sino también emocionalmente, porque cada movimiento difícil te hace consciente de tu exceso de peso, así que para contrarrestar el problema, comprométete a hacer pequeños movimientos cuando puedas. Camina alrededor del cuarto para cambiar el canal de la televisión en vez de usar el control remoto, por ejemplo, o agáchate cuando se te caiga el lápiz.

Los pequeños movimientos queman calorías, y te ayudan a cambiar tu mentalidad sobre la importancia del movimiento en tu vida.

3. DESCUBRE EL ENTRENAMIENTO CON PESAS.

Los expertos dicen que uno de los ejercicios más importantes para la gente con sobrepeso es el entrenamiento con pesas. Esto construye músculo, que ayuda a quemar más calorías. La mejor parte: muchos de los ejercicios del entrenamiento con pesas se pueden hacer sentado, haciéndolos ideales para los que tienen que bajar mucho de peso.

> *"Hasta las acciones pequeñas pueden hacer*
> *una gran diferencia"*

Sentarse en la silla elevando latas de sopa, ponerte pesas en los tobillos y solo mover los pies hacia adelante y atrás, elevar tus brazos por sobre tu cabeza, estirándote hacia el techo, todo esto puede ayudar a construir y fortalecer tus músculos y a poner tu cuerpo en marcha.

Cuanto más peso tengas que mover con cada movimiento, menos tendrás que hacer para ver una reacción, entonces hasta las acciones pequeñas pueden hacer una gran diferencia.

4. NO LIMITES DEMASIADO LAS CALORÍAS.

Esa dieta de 1,200 calorías al día puede ser lo que el doctor indicó para bajar esos 9 ó 13 kilos. Pero si lo que estás intentando es bajar 45 kilos o más, vas a necesitar más calorías solo para sobrevivir.

Cuanto más peso tienes, tu necesidad calórica también aumenta, por lo que puedes comer más que una persona que pesa menos y aun así puedes perder una cantidad igual de peso.

Con solo bajar 500 calorías de tu dieta diaria, podrías perder medio kilo de peso por semana.

5. CONCÉNTRATE EN LO LEJOS QUE HAS LLEGADO.

Para mantener tu motivación en un plazo largo, los expertos dicen que tienes que tener en cuenta cuánto has logrado cada día.

Olvídate de dónde quieres llegar. "Date cuenta de lo lejos que has llegado. Acuérdate de cuando no podías agacharte para amarrar tus zapatos, o cuando no podías subir las escaleras sin jadear." Nunca olvides que por cada kilo que pierdes, tu salud mejora.

Tal vez aun tengas sobrepeso, pero definitivamente eres más saludable.

6. MANTÉN TUS OBJETIVOS REALISTAS.

Los expertos también dicen que también es vital no ponerse objetivos poco realistas para bajar de peso. Tienes que darte oportunidad de relajarte, tomando en cuenta el tiempo que has tenido sobrepeso. Cuando tienes mucho que perder, toma mucho más tiempo alcanzar tus objetivos, pero es mucho más satisfactorio cuando los cumples.

Es mucho más fácil si te concentras en tu salud en vez de cada kilo por bajar.

7. ELIMINA LA "MENTALIDAD DE DIETA".

La mera idea de que "vamos a estar a dieta" sugiere que, en algún punto, vamos a "dejar de estar a dieta" y ahí es donde los que tienen obesidad mórbida cometen un error.

Para perder una cantidad significativa de peso y mantenerse, se requiere un cambio permanente de estilo de vida.

Cuando eres obeso, el control de peso se vuelve un compromiso de estilo de vida, que debe incluir la decisión de cambiar completamente el papel de la comida en tu vida y tú *debes* hacer del ejercicio una parte regular de tu vida diaria.

Cuando puedas aceptar que no estás a dieta y que así es como vas a vivir por el resto de tu vida, te mantendrás motivado a tener éxito.

CAPÍTULO ONCE

Actividad Física

¿Quieres saber cuál es el mejor método para estar en forma? ¡Caminar! Es más fácil encontrar media hora al día para salir a estirar las piernas que pasarse horas en el gimnasio. Caminando, tonificas los músculos, despejas la mente y quemas calorías.

Caminar amplía tu mente y tu alma. Es un proceso dinámico de la mente y el cuerpo que crea un sentido del ritmo. Al escuchar tu propio ritmo en silencio, tu propio latido del corazón, te conviertes en un ser íntegro, sano en cuerpo, mente y alma.

Caminar te da energía, te despierta y aquieta tu mente para relajarte completamente. Así, cambia tu estado de ánimo y mientras te relajas, cambia tu percepción y pasas de la mente consciente de todos los días al nivel más alto - la mente intuitiva. Tu subsconsciente trasciende el pensamiento lineal tradicional y te ayuda a encontrar soluciones creativas.

Hay muchas maneras de beneficiarte de un ejercicio tan simple como caminar. Caminar a primera horas de la mañana te dará oxígeno y tiempo de calidad para observar la belleza a tu alrededor, que quizás solo los escritores y poetas parecen percibir.

El oxígeno que obtienes por la mañana temprano también te da una gran cantidad de energía, especialmente a tus articulaciones. El movimiento de tus piernas libera el colesterol bueno en la sangre, y abre algunos de los "chakras" o canales de energía. Al mover las articulaciones, aumenta la circulación de la sangre en una forma que solo se puede lograr con tu caminata diaria.

La caminata consciente es como una meditación. Al concentrarnos en el ritmo de la respiración y de cada paso, inducimos un estado de relajación profunda y conciencia de uno mismo. Así, obtenemos una mayor relajación y manejo del estrés, y transformamos un paseo rutinario en una experiencia creativa y rejuvenecedora.

Gran parte del tiempo nuestros cuerpos funcionan lentamente y nuestra sangre nunca se oxigena. El oxígeno rara vez pasa por nuestras venas para hacernos sentir enérgicos, vivos y vitales. Pero el ejercicio puede cambiar todo eso. Rejuvenece y revitaliza las células del cuerpo, libera la tensión muscular y aumenta nuestros niveles de energía. Así que relájate, y empieza el día con una caminata matutina, que te tonificará, te llenará de energía y te conectará con tus ritmos internos. Caminar reduce las hormonas del estrés y aumenta las hormonas de relajación (beta- endorfinas) que elevan el estado de ánimo y aumentan tu sensación de bienestar. Caminar acelera la circulación y te da la energía para pasar el día.

El cuerpo humano es la mejor máquina de ejercicio y caminar es la forma más fácil y más segura de energizar el cuerpo y eliminar los efectos dañinos del estrés. En otras palabras, para mejorar la salud, el estado físico y la relajación profunda, camina. Caminar puede ser toda una filosofía de vida.

Por su flexibilidad, la caminata puede practicarse en casi todas las circunstancias y lugares. Es gratis, segura y efectiva. No se necesitan habilidades ni entrenamientos especiales y sus beneficios se extienden desde el control de peso, hasta ser uno de los métodos más efectivos para vigorizar nuestra capacidad física, mental y espiritual.

BENEFICIOS

* Favorece al paciente hipertenso, al ayudar a disminuir la presión arterial sanguínea.

* Las caminatas fortalecen los músculos de las piernas y del corazón.

- Caminar diariamente libera estrés, mejora la circulación y fortalece las articulaciones. Además, al aumentar el ritmo cardíaco y la respiración, se logra una buena oxigenación del organismo.

- Disminuye los riesgos de la aterosclerosis al disminuir los niveles de las lipoproteínas de baja densidad (colesterol malo); además aumenta los niveles de las lipoproteínas de alta densidad (colesterol bueno o protector); ayuda a reducir de peso y puede ayudar a prevenir la osteoporosis.

- Caminar es el único ejercicio que beneficia al cuerpo sin forzar al corazón.

- Caminar vitaliza y limpia el sistema circulatorio y mantiene saludable al sistema respiratorio.

- Las caminatas contribuyen al aumento de la oxigenación corporal hasta en un 35% más que cuando se está en reposo. Dicha oxigenación aumenta la capacidad cerebral durante las caminatas, lo que facilita tomar decisiones sobre diversos aspectos de nuestra vida.

- Favorece el tránsito intestinal, reduciendo así el estreñimiento.

- Después de una buena caminata, sientes una gran sensación de bienestar.

- Caminar es un ejercicio no extenuante, pero efectivo si se practica continuamente.

- Caminar es la actividad física con menos riesgos y es la actividad física más económica ya que solo necesitas zapatos adecuados y ropa cómoda.

- Caminar es la actividad ideal para los pacientes en recuperación después de un ataque al corazón. En realidad, 8 de cada 10 personas mejorarían su estado de salud si caminaran.

TIPOS DE CAMINATA

En primer lugar está la que se considera de *baja intensidad,* es decir a **un ritmo o paso lento.** Esto equivale a llevar un ritmo de 18-30 minutos por 1.60 km (4 o más kilómetros en una hora aproximadamente). Esta es la forma de caminata que se recomienda para empezar, en especial a las personas con sobrepeso, los ancianos y los que están sometidos al programa de rehabilitación cardíaca.

En segundo lugar está la caminata de *intensidad moderada.* Su ritmo es más **rápido** (14-17 minutos por 1.60 km). La mayoría de las personas que practican la caminata caen dentro de esta categoría.

En tercer lugar, tenemos a la caminata de *alta intensidad.* Su ritmo o paso es **mucho más rápido que el anterior** (10-13.5 minutos por 1.60 km). Este es un concepto prácticamente nuevo para la mayoría de los que practican el arte del caminar. Es el equivalente a un trote lento.

En cuarto lugar, tenemos a la caminata de *muy alta intensidad.* **Su ritmo o paso es rapidísimo** (5.33 minutos, que es la marca mundial, a 10 minutos por 1.60 km). Esta última se considera como un deporte competitivo, no como parte de un ejercicio diario.

FRECUENCIA

Menos de dos veces por semana produce poco o ningún cambio significativo en nuestro cuerpo, insisten los expertos. **Lo ideal es tres o más veces por semana**. Pero si ahora no puedes más de una a dos veces por semana, no te desanimes. Empieza y verás que con el tiempo se te hará más agradable y placentero y, sin darte cuenta, notarás que lo estás haciendo tres o más veces por semana. En cuanto a la distancia, recomiendo caminar por lo menos de 1 kilómetro y medio a cinco kilómetros por semana como etapa inicial. Aumenta gradualmente la frecuencia y la distancia. No te extralimites. Recuerda que si tu objetivo es bajar de peso, deberás caminar cinco o más kilómetros por semana.

ANTES DE INICIAR:

Es importante planificar tu rutina y tu ruta. Asegúrate de apartar el tiempo necesario, no lo dejes librado al azar. Hazlo como una costumbre. Esto reforzará tu voluntad. Recuerda que caminar debe ser un placer, no una obligación.

Vístete en forma adecuada y de acuerdo con el clima; es mejor llevar más abrigo que lamentarse por su falta. Los zapatos deben ser ligeros (menos de 11 onzas o 311 gramos) y cómodos. Estos deben ser flexibles en la parte delantera, pero con la suela del talón firme, con un buen arco de soporte y por lo menos de 1/4 a 1/2 pulgadas de espacio entre los dedos y el final del calzado. Asegúrate de que tu calzado esté bien acolchonado, de manera que absorba el impacto del pie con el suelo.

Asegúrate de no comer una hora antes de ir a caminar. La digestión usa una gran cantidad de energía del cuerpo.

TAMBIÉN ES IMPORTANTE TENER EN CUENTA:

Evita caminar cerca de donde pasan automóviles para no absorber gas carbónico (dióxido de carbono o CO_2). Necesitas aire fresco con un entorno verde y limpio. El objetivo es relajar la mente, así como ejercitar el cuerpo. Si estás absorbiendo más dióxido de carbono que oxígeno, estás dañando tu cuerpo. Por lo tanto, encuentra un lugar agradable, tranquilo y verde.

Sabemos que realizar una actividad física es beneficioso para nuestra salud, pero a muchos nos resulta complicado ir a un gimnasio diariamente. Caminar es una actividad física muy sencilla, que no requiere equipamiento especial, ni lugares específicos.

Lo ideal es que la caminata diaria tenga una duración de unos 40 minutos, con un ritmo de marcha superior al tradicional y un recorrido de entre 3 y 5 kilómetros. Caminando cuatro veces a la semana, 45 minutos cada vez, la persona promedio puede bajar 9 kilos en un año sin cambios en la dieta. Caminar puede ayudarte a perder grasa y a tonificar los músculos.

La sensación de bienestar que nos proporciona este tipo de ejercicio se prolonga después de finalizado y esto contribuye a mejorar nuestro estado de ánimo, disminuyendo la ansiedad y mejorando el rendimiento tanto intelectual como laboral.

Siempre que se realiza una actividad física, aumenta el ritmo cardíaco y la respiración, como consecuencia de ello se produce una buena oxigenación de la sangre.

Antes y después de la actividad, toma un vaso de agua y comienza a caminar a un ritmo relativamente lento para aumentarlo en forma paulatina hasta llegar a una intensidad de un kilómetro cada diez minutos.

DURANTE LA CAMINATA (BEBER MUCHA AGUA)

A nivel psicológico y emocional, las caminatas dan sensación de bienestar durante algunas horas luego de finalizada la actividad; el estado de ánimo se vuelve más positivo, por eso los profesionales lo aconsejan como ayuda en los tratamientos de la depresión y de ansiedad.

Comienza gradualmente, en especial si tu familia o un amigo te acompaña. Camina unos 30 minutos dos a tres veces por semana. Aumenta la distancia gradualmente cada semana. Comienza a un ritmo que te sea cómodo. Aumenta tu velocidad lentamente. Haz ejercicios de estiramiento, cinco minutos antes y después de la caminata. Respira profundo cada 10-15 pasos los primeros 100 metros. Lleva siempre contigo una botella de agua, y bebe lo más posible.

LAS HORAS MÁS FAVORABLES PARA CAMINAR:

No camines entre 10:00 am y 2:30 pm, a menos que lo hagas en un lugar bajo techo.

No abuses del ejercicio. Si notas que se te acorta la respiración, te resulta difícil hablar, o sientes mareos o dolor, para y descansa. Consulta con tu médico.

ALTERNATIVAS:

Puedes caminar dentro de un centro comercial si es bastante grande y cerca de tu hogar. Los centros comerciales ofrecen la ventaja de un ambiente controlado, así que puedes caminar sin importar las condiciones del clima. Además, es menos probable que te aburras.

El sábado es una gran oportunidad de caminar en la naturaleza. Planifica caminar antes del desayuno o la cena. Notarás como aumentará tu apetito. Una buena regla: si lo haces antes de la cena, procura que haya una buena variedad de frutas. El beneficio será mucho mayor.

SEGURIDAD.

Para los expertos, nada estimula más que una caminata, pero si te estas recuperando de una enfermedad o tienes problemas cardíacos, diabetes, hipertensión arterial, o cualquier enfermedad crónica o debilitante, consúltalo con tu médico.

Recuerda que la clave de una caminata libre de accidentes son unos buenos zapatos. Además, si es posible, siempre trata de caminar con compañía (un familiar o un amigo). Si lo haces muy temprano o al anochecer, asegúrate de que el lugar escogido tenga buena iluminación y usa ropa de colores refractivos.

Por otro lado, lleva consigo algún tipo de identificación personal, en especial si eres alérgico, usas lentes de contacto o estás tomando medicinas especiales. En lo posible, lleva contigo un silbato o algún tipo de repelente. No te olvides que debes conocer el área por donde vas a caminar.

Los Beneficios de la Natación

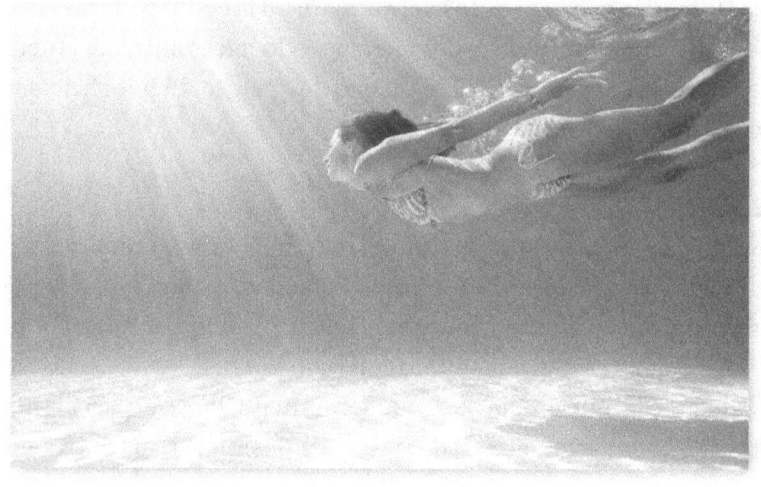

Para muchos de nosotros, las vacaciones son el único momento del año en el que nos animamos a nadar, en el mar o en la piscina. Normalmente nadamos unos minutos para quitarnos el frío inicial, y ocasionalmente nos planteamos el reto de llegar nadando a la boya más cercana.

Si quieres multiplicar los beneficios que obtienes de tus caminatas diarias, súmale la natación. Por supuesto que te resultará más fácil hacerlo si tienes piscina, pero si no la tienes, puedes recurrir a albercas públicas o algún club.

¿POR QUÉ ES BUENO NADAR?

La natación es uno de los deportes que puede practicar la mayoría de las personas sin tener en cuenta la edad, ya que dentro del agua hay un bajo impacto sobre las distintas partes de nuestro cuerpo, reduciendo al máximo la tensión de los huesos y las articulaciones.

El atletismo es un ejemplo de práctica con un fuerte impacto sobre las articulaciones, especialmente en los tobillos y las rodillas, debido a nuestro propio peso y la fuerza de la gravedad. Sin embargo, dentro del agua esto no sucede ya que la gravedad es distinta.

Nadar es uno de los pocos ejercicios físicos que benefician al cuerpo globalmente, puesto que potencia la fuerza, resistencia y flexibilidad al mismo tiempo.

Brinda los mismos beneficios cardiovasculares que correr, algunos de los beneficios musculares del ejercicio con pesas, y otros efectos potenciadores de la resistencia física vinculados a las clases de danza o aerobics. La natación utiliza la mayoría de los grupos musculares y es un exigente ejercicio físico que ayuda a mantener el corazón y los pulmones saludables.

También ayuda a mantener flexibles las articulaciones, especialmente del cuello, hombros y pelvis. Los grupos musculares que se utilizan al nadar varían según el movimiento que se escoja.

Al contrario de lo que algunas personas creen, la natación puede practicarse de muchas formas diferentes y adaptarse a las necesidades individuales de cada persona. Esto se puede ver ya en albercas con la realización de nuevas actividades dirigidas por profesionales, muy diferentes a los clásicos cursos de aprendizaje, con diferentes clases para bebés, mujeres embarazadas, personas mayores, etc.

Además, en los últimos años la variedad en el tipo de ejercicio se está ampliando con actividades terapéuticas; por ejemplo, para la compensación de desviaciones la columna vertebral (hiperlordosis, hipersifósis, escoliosis, hernias discales, etc.), o enfermedades cardiacas, circulatorias, artrosis, artritis y obesidad.

Sin duda, todos los deportes aportan beneficios para la salud, siempre y cuando se practiquen de forma adecuada. La natación tiene unas características especiales que no poseen otros tipos de ejercicios aeróbicos. Algunos ejemplos son:

- Aporta una increíble resistencia cardiopulmonar.
- Estimula la circulación sanguínea.
- Ayuda a mantener una presión arterial estable.
- Reduce el riesgo de enfermedades cardiovasculares.
- Desarrolla la mayor parte de los grupos musculares (más de dos tercios de todos los músculos de nuestro cuerpo).
- Fortalece los tejidos articulares previniendo posibles lesiones.
- Facilita la eliminación de secreciones bronquiales.
- Mejora la postura corporal.
- Desarrolla la flexibilidad.
- Alivia tensiones.
- Genera estados de ánimo positivos.
- Ayuda a mejorar estados de ansiedad y a aliviar síntomas de depresión.
- Relaja la excesiva tonicidad muscular de la tarea diaria.
- Estimula el crecimiento y el desarrollo físico-psíquico.
- Mejora el desarrollo psicomotor.
- Favorece la autoestima.

Al nadar incrementas el nivel de actividad física y así aumentas la cantidad de energía que quemas, lo que hace de este deporte un componente ideal para cualquier programa de control de peso.

Con respecto a las personas mayores, aparte de mantener la fuerza física, la natación tiene como beneficios la mejora de la coordinación motora y la reducción del riesgo de sufrir caídas y fracturas de caderas.

Además, hay evidencias de que el ejercicio físico es un factor protector contra el cáncer de colon, y ayuda a los mayores a conservar más su capacidad de pensar con lucidez.

En general, nadar es mejor para tu cuerpo que los ejercicios de tierra porque tu capacidad natural de flotar en el agua ayuda a evitar los inevitables golpes, que pueden provocar lesiones. En el agua, el peso de una persona es aproximadamente el 10% de su peso normal, el margen de movilidad es mucho mayor, sobre todo para quienes más necesitan ponerse en forma y tienen movilidad limitada, ya que el agua soporta la mayor parte del peso.

Por lo tanto, es una buena elección para los que quieren hacer ejercicio, y pueden tener problemas con la práctica de ejercicios en tierra. Por ejemplo, nadar puede ser ideal para embarazadas, para los que sufren artritis, o para los que padecen problemas de espalda y de peso.

Hacer ejercicios en el agua permite una libertad de movimientos que no da el trabajo en seco. El agua permite hacer movimientos y posturas que no se pueden lograr fuera de ella.

En los últimos años han aumentado las recomendaciones de nadar por parte de los profesionales de la medicina para las más variadas terapias y patologías. Algunas de ellas son:

- Asma.
- Molestias musculares y articulares.
- Hernias de disco, lumbalgia o pinzamientos.
- Estrés.
- Estimulación precoz.
- Ayuda en dietas de adelgazamiento controlado.
- Discapacidades físicas y motoras.
- Autismo.

Las personas con afecciones pulmonares como el asma respiran con más facilidad debido a que el ambiente de una piscina normalmente es muy húmedo.

Además de todo esto, los beneficios para la salud mental son muchos. Nadar relaja de las tensiones diarias, disminuye el aumento de tono muscular producido por el estrés, genera estados de ánimo positivos y ayuda a dejar momentáneamente "en blanco" la mente y aislarnos de los problemas.

Las posibilidades de la rehabilitación en el agua son muy grandes, y abarcan muchas patologías. Personas con parálisis cerebral, miopatías graves, incluso autistas, pueden beneficiarse de la práctica de la natación, eso sí, siempre bajo control médico.

La práctica regular de este deporte hace que los músculos respiratorios adquieran elasticidad y movilidad. Los pulmones son capaces, consecuentemente, de tomar mayor cantidad de aire, con lo que también las células del cuerpo se benefician con un mayor aporte de oxígeno. La expulsión de los gases de desecho al respirar resulta también más eficiente. Los pulmones son órganos elásticos que dependen, para un buen funcionamiento, de la capacidad de contracción y expansión de los músculos de la pared torácica. Estos músculos adquieren fortaleza y trabajan con mayor efectividad en respuesta a un ejercicio efectuado de manera regular.

¿QUIÉN PUEDE NADAR?

Nadar es una actividad que pueden practicar personas de cualquier edad y con cualquier grado de forma física. Por lo tanto, es accesible para cualquiera.

Desde la persona sedentaria que realiza sus primeros "pininos" acuáticos, hasta el nadador de competición que se entrena para una prueba, nadar es un ejercicio físico que cualquiera puede desarrollar a su propio nivel.

Cada cuerpo, según su constitución y nivel de esfuerzo, tendrá una determinada velocidad de nado. Por lo tanto, nadar más rápido implica una mejora de la forma física, lo que no quiere decir que tienes que ser más veloz que el resto de los nadadores de la piscina. Lo que importa es desarrollar la velocidad propia y la capacidad de aguantar nadando durante un período razonable.

Por otro lado, no necesitas gran cosa para ir a nadar. Un traje de baño cómodo y "googles" es todo lo que necesitas si nadas en una piscina tratada con cloro. Una tabla de corcho/plástico puede permitirte hacer diversos ejercicios de brazos y piernas. En la mayoría de las piscinas suelen proporcionarlas.

¿CÓMO AUMENTAR LOS BENEFICIOS DE LA NATACIÓN?

Naturalmente, a mucha gente le gusta simplemente "chapotear" en la piscina y disfrutar. La popularidad de las piscinas como centro de ocio se refleja en las instalaciones con generadores de olas y cascadas. Es una buena diversión, pero genera un ejercicio de bajo nivel físico. Pero si quieres potenciar al máximo los beneficios saludables de la piscina, deberías escoger un programa de ejercicios más enérgico que simplemente el lúdico.

Si estás empezando un programa de natación debido a que no estás muy en forma, empieza por nadar una longitud determinada y tomándote a continuación un descanso de entre 30 y 60 segundos de duración. No te fatigues intentando batir récords, tómatelo con calma.

Después de algunas semanas puedes incrementar el tiempo que pasas nadando. Cuando hayas desarrollado cierto nivel de forma, puedes adoptar un programa de calentamiento de 5 a 10 minutos, seguido de entre 20 y 40 minutos de natación con diferentes estilos, y finalizar con un período de cinco minutos de vuelta a la calma con un nado más lento y relajado.

Nadar entre tres y cinco veces a la semana te proporcionará una gran capacidad aeróbica que fortalecerá la salud de tu corazón y pulmones. Sin embargo, este ejercicio no tendrá efecto en la fortaleza de tus huesos. Por ello, es una buena idea caminar, correr o hacer algún otro ejercicio en tierra debido a la presión que soportan los huesos, que ayuda a mantener o incrementar tu masa ósea.

No olvides divertirte.

RECOMENDACIONES:

Cabe mencionar que para obtener los beneficios ya mencionados es muy importante tener en cuenta lo siguiente:

- Hacerse un examen médico antes de comenzar la actividad física para estar seguro que se puede practicar este tipo de ejercicio. El médico nos recomendará el tipo de ejercicio que necesitamos y su intensidad.

- A cada edad le corresponde una temperatura del agua y del ambiente; para los bebés será distinta que para los adultos.

- También es muy importante tener presentes los niveles de cloración y ph del agua.

- Hidratarse correctamente para evitar problemas de piel.

- La constancia es muy importante para lograr beneficios a largo plazo.

- No tengas prisa ni superes tus límites, no se trata de correr, todos tenemos un ritmo.

- Ser pulcro con la limpieza y el aseo personal para evitar infecciones y, sobre todo, seguir todas las recomendaciones higiénico-sanitarias.

CAPÍTULO DOCE

Convence a tu Mente de Que Eres Delgada

INTRODUCCIÓN

La hipnosis es una parte muy importante de este programa de control de peso, y es la que te ayudará a cambiar tu estilo de vida en poco tiempo.

La hipnosis puede ser considerada como una terapia natural original; es un proceso mente-cuerpo que consiste en una breve descripción de lo que abarca; es decir, establece un pensamiento selectivo y luego un proceso llamado "inducción". La inducción es un proceso por el que te ayudamos a entrar en un estado de completa relajación física y mental, para llegar a un nivel llamado trance hipnótico de tal modo que no se tenga juicio, ni distinción entre algo inducido o real. El trace hipnótico es un estado ligeramente más relajado que en el que estás ahora. Esto requiere cierta concentración y la capacidad de confiar en ti lo suficiente como para escuchar declaraciones positivas e informativas, mensajes que son importantes que aprendas mientras estás en un estado de concentración relajada, en un contexto de relación de mutua responsabilidad y colaboración, orientado a una meta real. Primero lo hacemos realidad en tu mente usando tu imaginación y emociones para que, en consecuencia, tus acciones se muevan hacia esa dirección.

Al principio de la inducción hipnótica solo empiezas a relajarte un poco. En nuestra primera reunión, sentirás algo de relajación corporal y una sensación de paz interior. Por otra parte, es muy posible que ya hayas sentido una sensación parecida en tu vida; sé que lo has sentido. Justo antes de dormir estás en este estado mental, lo mismo que cuando despiertas en la mañana.

Cuando te concentras, estás entrando en un estado muy enfocado y relajado, que los científicos llaman el nivel mental alfa. Este es un estado propicio para la auto ayuda y el cambio, que implica un estado de relajación y un trance muy ligeros. Si estuvieras mirando una película que te atrapa emocionalmente, estarías en ese estado alfa o hipnosis ligera, en el que tus emociones se sintonizan con la ficción y tu cerebro le da realidad y si la película cambiara a una de horror, eso tendría un fuerte impacto negativo en ti.

En estos audios usaremos una forma simplificada de hipnosis médica para ayudarte a ti y a tus seres queridos para que se transformen en esas personas delgadas que llevan dentro de sí, para que puedan imaginarse ese esbelto ser que quieren ser. Lo haremos de manera que tu cuerpo y tu mente trabajen juntos.

Cuando estás en ese estado relajado de trance, cualquier cosa que te diga se volverá importante y será almacenada en tu memoria. Tu programa de pérdida de peso será productivo y te sentirás bien convirtiéndote en una nueva persona delgada.

Este es un método de control de hábitos para perder peso aceptado por la comunidad médica y la psicológica. Incluso los religiosos sienten que este es el método más positivo y más auto motivador. De hecho, aprenderás que tu imaginación es más poderosa que tu fuerza de voluntad.

En estos audios voy a guiarte hasta llegar a ese estado mental en el que estás totalmente motivada y convencida para disfrutar un cambio de estilo de vida, que empieza con un cambio en tus hábitos de alimentación. Para eso, vamos a usar la hipnosis más simple y herramientas de auto hipnosis para que llegues al que llamo "lugar de serenidad", donde te sentirás en paz y relajada, donde nada ni nadie te molestará o perturbará, un lugar aparte de todo, dentro de ti. En este estado de paz interior, te invitaré a imaginar creativamente o diseñar en tu mente sugerencias específicas positivas que deseas.

Escuchar estos audios repetidamente reforzará tu poder de visualización creativa y tu habilidad para diseñar tu vida será mucho más fuerte.

Quizá te preguntes si puedes ser hipnotizada; algunas personas se preocupan mucho por esto pero en realidad, no implica mucha ciencia. Si quieres tener control, escucha la grabación de principio a fin mientras estás totalmente despierta, sentada o en una posición cómoda. Es muy poco probable que puedas permanecer hipnotizada de esa manera. Cuando hayas escuchado y entendido que lo que estamos haciendo es positivo y útil, verás que no tienes nada de qué preocuparte, estás a salvo.

Te daré sugerencias en dos dimensiones: en una dimensión estaré hablando, dándote sugerencias directas y poderosas, a las que responderás porque sabes que te estoy ayudando. La segunda dimensión es un poco más personal. No te daré órdenes directas sino que estaré entrenando la voz de tu mente interna, para que el proceso se convierte en automático. Solo escucha y aprende, y disfruta el viaje imaginario hasta tu nuevo tú. Siempre tendrás el control, no hacemos nada para eliminar tu autocontrol.

NOTA IMPORTANTE: NO DEBES ESCUCHAR ESTOS AUDIOS MIENTRAS MANEJAS. POR FAVOR, MANTENTE DESPIERTA Y ALERTA CUANDO MANEJES. ESTO ES CRUCIAL.

POSICIONES PARA ESCUCHAR LOS AUDIOS

Sentada en una silla o sofá, con los pies bien apoyados en el piso. O bien, en **posición de loto**.

La mayoría de la gente ha oído hablar sobre la "posición de loto" quizás por su místico y bonito nombre de la flor de loto, o por su dificultad física. La "posición de loto" te da una tremenda estabilidad y concentración, pero no es recomendable para gente con problemas en las rodillas.

Se hace sentándote en las nalgas poniendo un pie encima del muslo contrario con las dos piernas, manteniendo la espina dorsal recta. Es tu elección qué pierna quieres poner primero.

Si te resulta difícil, puedes empezar con la posición de **medio loto**. Esta posición sentada es una moderada variación de la "posición de loto". Hay dos opciones; doblar una pierna y poner el pie en el muslo contrario o doblar la otra pierna y ponerla en el muslo contrario, manteniendo la espina dorsal recta. No importa qué pierna elijas para poner encima del muslo contrario. Puedes practicarla con ambas.

También puedes acostarte. Algunas personas se quedan dormidas al ser hipnotizadas. Si eso ocurriera, te despertarás después de tu siesta sintiéndote absolutamente fantástica, pero tu subconsciente habrá absorbido todo. Luego te darás cuenta de que después de la hipnosis te sientes mucho mejor de lo que pensabas, descansada y rejuvenecida.

Algunas personas no sienten nada diferente y otras se sienten realmente fantástico. Sin embargo, todas obtienen resultados.

CÓMO ESCUCHAR LOS AUDIOS

En primer lugar, escucha la introducción una o dos veces. Luego, escucha cada uno de los demás al menos siete veces, aunque te recomiendo que escuches 21 veces cada uno.

Recuerda que TU MENTE Y TU IMAGINACIÓN son mucho más poderosas que tu fuerza de voluntad. Por eso hemos incluido estos audios, porque sabemos que funcionan y te ayudarán a que cambies fácilmente tus hábitos alimenticios, sin esfuerzo.

BENEFICIOS DE LA HIPNOSIS

La efectividad de la hipnosis consiste en que tú misma creas una estrategia mental para que tus hábitos alimenticios se transformen en algo sencillo y automático en tu vida, sin sentir que haces sacrificios. Solamente utilizarás el poder de tu mente, la sabiduría y los recursos que están dentro de ti y de los cuáles aún no eres consciente.

Recuerda que la hipnosis no es una varita mágica que hará que te despiertes delgada, eso es importante que lo sepas. Sin embargo, es muy efectiva para que mantengas claro tu objetivo y tu estrategia para perder peso, y te ayuda a aumentar tu motivación para salir a hacer ejercicio o caminar, en vez de sentarte frente al televisor. También te animará a preparar comida nutritiva y dejar de comer alimentos poco saludables, al ya tener dentro de ti la sensación de certeza de que puedes ser delgada al "vivir y sentir" tu visualización.

Con la hipnosis cambiarás tu forma de pensar por una más positiva, empezarás a tener una vida más feliz, más saludable y desarrollarás tu potencial.

Para realizar cambios profundos y duraderos, lo mejor es acceder al poder de nuestro subconsciente, la parte de nuestro cerebro que funciona de forma automática. Esa es la clave: el subconsciente. Con la ayuda de estos audios, cambiarás tu percepción de las sensaciones que te producen los alimentos. Así, podrás asociar sensaciones placenteras con los alimentos hipocalóricos, saludables y nutritivos y de manera natural elegirás los alimentos que son buenos para ti, sin la percepción de sacrificio o esfuerzo porque no tienes la angustia de hacer algo desconocido, sino que ya lo tienes, dentro de tu cabeza. También reforzarás tu autoestima y te ayudará a alcanzar tus objetivos a partir de la confianza en ti misma y en tus capacidades.

Cambiarás la relación con la comida, con tu cuerpo y contigo, cambiarás los hábitos que te hacen comer demasiado por otros saludables. La comida dejará de controlarte y tú controlarás la comida. Comerás para vivir en vez de vivir para comer. Disfrutarás comiendo, la comida será un placer. Adelgazarás hasta tu peso ideal y lo mantendrás.

Para descargar tus audios gratuitos, visita esta página:

http://www.wisdomdownloads.com/SP/dejar.zip

Beneficios de Frutas y Verduras

Aceite de oliva	Protege tu corazón	Promueve la pérdida de peso	Combate el cáncer	Lucha contra la diabetes	Suaviza la piel
Agua	Promueve la pérdida de peso	Combate el cáncer	Elimina cálculos renales	Suaviza la piel	
Aguacates	Combaten la diabetes	Disminuyen el colesterol	Ayudan a detener accidentes cerebrovasculares	Controlan la presión arterial	Suavizan la piel
Ajo	Disminuye el colesterol	Controla la presión arterial	Combate el cáncer	Mata las bacterias	Combate los hongos
Albaricoques	Combaten el cáncer	Controlan la presión arterial	Protegen la vista	Protegen contra la enfermedad de Alzheimer	Ralentiza el proceso de envejecimiento
Alcachofas	Ayudan a la digestión	Disminuyen el colesterol	Protegen tu corazón	Estabilizan el azúcar en la sangre	Protegen contra la enfermedad hepática
Arándanos azules	Combaten el cáncer	Protegen tu corazón	Estabilizan el azúcar en la sangre	Estimulan la memoria	Evitan el estreñimiento
Arroz	Protege tu corazón	Lucha contra la diabetes	Elimina cálculos renales	Combate el cáncer	Ayuda a detener accidentes cerebrovasculares
Avena	Disminuye el colesterol	Combate el cáncer	Lucha contra la diabetes	Evita el estreñimiento	Suaviza la piel
Betabel	Controla la presión arterial	Combate el cáncer	Fortalece los huesos	Protege tu corazón	Ayuda a bajar de peso
Brócoli	Fortalece los huesos	Protege la vista	Combate el cáncer	Protege tu corazón	Controla la presión arterial
Cacahuate	Protege contra la enfermedad cardíaca	Promueve la pérdida de peso	Combate el cáncer de próstata	Disminuye el colesterol	Empeora la diverticulitis
Camotes	Protegen la vista	Levantan el ánimo	Combaten el cáncer	Fortalecen los huesos	

Cantaloupe	Protege la vista	Controla la presión arterial	Disminuye el colesterol	Combate el cáncer	Apoya al sistema inmunológico
Castañas	Promueven la pérdida de peso	Protegen tu corazón	Disminuyen el colesterol	Combaten el cáncer	Controlan la presión arterial
Cebolla	Reduce el riesgo de ataque cardiaco	Combate el cáncer	Mata bacterias	Disminuye el colesterol	Combate los hongos
Cerezas	Protegen tu corazón	Combaten el cáncer	Eliminan el insomnio	Ralentizan el proceso de envejecimiento	Protegen contra la enfermedad de Alzheimer
Chiles	Ayudan a la digestión	Calman el dolor de garganta	Limpian los senos nasales	Combaten el cáncer	Estimulan al sistema inmunológico
Ciruelas pasas	Ralentizan el proceso de envejecimiento	Evitan el estreñimiento	Estimulan la memoria	Disminuyen el colesterol	Protegen contra la enfermedad cardíaca
Col	Combate el cáncer	Evita el estreñimiento	Promueve la pérdida de peso	Protege tu corazón	Ayuda con las hemorroides
Coliflor	Protege contra el cáncer de próstata	Combate el cáncer de mama	Fotalece los huesos	Hace desaparecer moretones	Protege contra la enfermedad cardíaca
Durazno	Evita el estreñimiento	Combate el cáncer	Ayudan a detener accidentes cerebrovasculares	Ayudan a la digestión	Ayudan con las hemorroides
Fresas	Combaten el cáncer	Protegen tu corazón	Estimulan la memoria	Calman el estrés	
Frijoles	Evitan el estreñimiento	Ayudan con las hemorroides	Disminuyen el colesterol	Combaten el cáncer	Establizan el azúcar en la sangre
Germen de trigo	Combate el cáncer de colon	Evita el estreñimiento	Disminuye el colesterol	Ayuda a detener accidentes cerebrovasculares	Mejora la digestión
Higos	Promueven la pérdida de peso	Ayudan a detener los accidentes cerebrovasculares	Disminuyen el colesterol	Combaten el cáncer	Controlan la presión arterial
Hongos	Controlan la presión arterial	Disminuyen el colesterol	Matan bacterias	Combaten el cáncer	Fortalecen los huesos
Limas	Combaten el cáncer	Protegen tu corazón	Controlan la presión arterial	Suavizan la piel	Detienen el escorbuto
Limón	Combate el cáncer	Protege tu corazón	Controla la presión arterial	Suaviza la piel	Detiene el escorbuto
Lino	Ayuda a la digestión	Lucha contra la diabetes	Protege tu corazón	Mejora la salud mental	Estimula al sistema inmunológico

Manzanas	Protegen tu corazón	Evitan el estreñimiento	Detienen la diarrea	Mejoran la capacidad pulmonar	Amortiguan las articulaciones
Mangos	Combaten el cáncer	Estimulan la memoria	Regulan la tiroides	Ayudan a la digestión	Protegen contra la enfermedad de Alzheimer
Miel	Cura heridas	Ayuda a la digestión	Protege contra las úlceras	Aumenta la energía	Combate las alergias
Naranja	Apoya al sistema inmunológico	Combate el cáncer	Protege tu corazón	Regula la respiración	
Nueces	Disminuyen el colesterol	Combaten el cáncer	Estimulan la memoria	Levantan el ánimo	Protegen contra la enfermedad cardíaca
Pescado	Protege tu corazón	Estimula la memoria	Protege tu corazón	Combate el cáncer	Apoya al sistema inmunológico
Piña	Fortalece los huesos	Alivia resfríos	Ayuda a la digestión	Disuelve verrugas	Detiene la diarrea
Plátanos	Protegen tu corazón	Calman la tos	Fotalecen los huesos	Controlan la presión arterial	Detienen la diarrea
Salvado de trigo	Combate el cáncer de colon	Evita el estreñimiento	Disminuye el colesterol	Ayuda a detener accidentes cerebrovasculares	Mejora la digestión
Sandía	Protege la próstata	Promueve la pérdida de peso	Disminuye el colesterol	Ayuda a detener accidentes cerebrovasculares	Controla la presión arterial
Té verde	Combate el cáncer	Protege tu corazón	Ayuda a detener los accidentes cerebrovasculares	Promueve la pérdida de peso	Mata bacterias
Tomates	Protegen la próstata	Combaten el cáncer	Disminuyen el colesterol	Protegen tu corazón	
Toronja	Protege contra ataques cardíacos	Promueve la pérdida de peso	Ayuda a detener los accidentes cerebrovasculares	Combate el cáncer de próstata	Disminuye el colesterol
Uvas	Protegen la vista	Eliminan cálculos renales	Combaten el cáncer	Mejoran el flujo sanguíneo	Protegen tu corazón
Yogur	Protege contra úlceras	Fortalece los huesos	Disminuye el colesterol	Apoya al sistema inmunológico	Ayuda a la digestión
Zanahoria	Protege la vista	Protege tu corazón	Evita el estreñimiento	Combate el cáncer	Promueve la pérdida de peso

El yogur de limón es el único antibiótico natural SIN efectos secundarios.

Recetas

REFRIGERIO CON TORTILLAS DE NOPAL

QUESADILLAS HAWAIANAS CON MAYONESA DE CHIPOTLE A LA PARRILLA 4 PORCIONES

- 1/4 taza de mayonesa light
- 1 cucharada de chiles chipotles en adobo, de lata y picados
- 8 tortillas de nopal
- 8 rebanadas de jamón de pavo
- 1 taza de queso Oaxaca deshebrado
- 4 rodajas de piña de medio cm. de ancho, cortadas a la mitad

Preparación

1. Calienta la parrilla a fuego medio-bajo.

2. Mezcla la mayonesa light con el chile chipotle; unta las tortillas, agrega el jamón y el queso y dóblalas por la mitad. Calienta las quesadillas y la piña en la parrilla por 3 minutos de cada lado o hasta que las quesadillas estén doradas, el queso derretido y bien caliente la piña. Abre las quesadillas y rellénalas con la piña. Córtalas a la mitad y sirve.

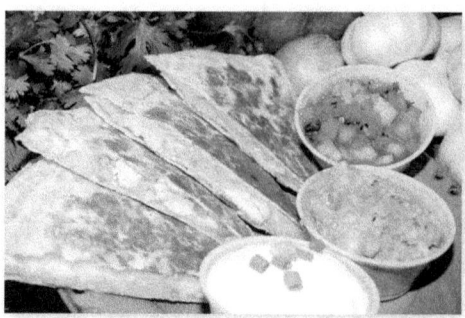

TACOS DE LECHUGA OREJONA

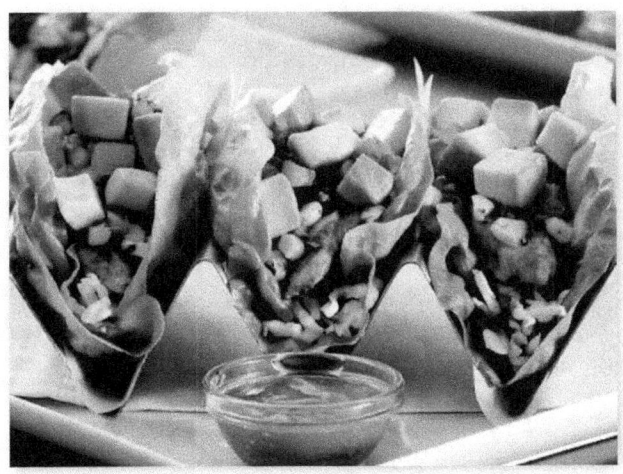

TACOS DE LECHUGA ORIENTALES CON POLLO

Estos tacos de lechuga son un platillo delicioso. La receta es muy fácil y es ideal para una cena de último momento. Los ingredientes especiales los puedes encontrar en la sección de ingredientes orientales en tiendas de autoservicio.

Ingredientes (8 porciones)

- 12 hojas de lechuga orejona grandes
- 500 gramos de pollo picado
- 4 cucharadas de salsa de soya
- 1 cucharada de jengibre fresco picado
- 1 cucharada de salsa de ciruela
- 1 cucharada de azúcar
- 1 cucharada de aceite de ajonjolí u oliva
- 1 diente de ajo
- 2 ramas de apio
- 1/2 taza de castañas de agua oriental
- 1/2 taza de cacahuate sin sal

Preparación

1. En un recipiente pequeño mezcla la salsa de soya, salsa de ciruela, el jengibre, el azúcar y el ajo.

2. En un sartén grande caliente el aceite de ajonjolí a fuego medio.

3. Agrega el pollo al sartén y cocina por 5 minutos.

4. Agrega el apio al pollo y las castañas de agua y cocina por 3 minutos.

5. Agrega los cacahuates y revuelve con el pollo.

6. Agrega la mezcla de salsas y retira del fuego.

7. Agrega el pollo en la hoja de lechuga y enrolla.

TACOS DE LECHUGA DE POLLO Y DE VEGETALES.

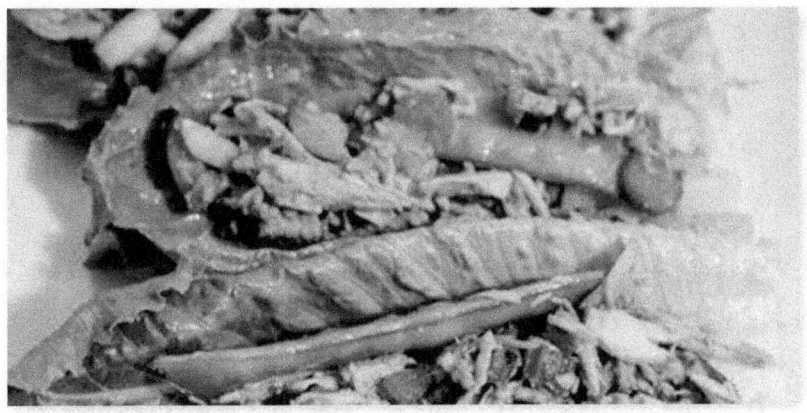

En estos tacos, aparte de la lechuga orejona, vamos a usar lechuga italiana.

Ingredientes (4 porciones)

- 1/2 pieza pechuga de pollo semi-aplanada, sin hueso ni piel
- 1 pizca sal
- 1 pizca pimienta negra molida
- 3 cucharadas aceite de oliva
- 1 pieza diente de ajo picado
- 1/2 cucharada romero fresco y picado
- 1/2 taza col morada lavada, desinfectada y fileteada
- 1/2 taza germinado de alfalfa
- 1 pieza rábanos rebanados
- 4 hojas lechuga orejona lavadas y desinfectadas
- 1/4 taza salsa oriental extra picante al gusto
- 1 cucharadita oliva
- 1 pieza diente de ajo finamente picado
- 1 taza germen de soya
- 1 pieza chile de árbol seco picado
- 4 hojas lechuga italiana lavadas y desinfectadas

Preparación

Los de pollo

1. Aumenta el sabor de la pechuga de pollo con sal y pimienta.

2. Mezcla en un tazón el aceite, el ajo y el romero. Unta la pechuga con esta mezcla y cocínala en tu parrilla bien caliente hasta que esté bien cocinada. Reposa un minuto la pechuga después de asarla, córtala en fajitas y mezcla con col, germinado de alfalfa y rábanos.

3. Arma los tacos usando las hojas de lechuga orejona como si fueran tortillas y con la mezcla de pollo. Sirve con salsa oriental extra picante al gusto.

Los de vegetales

1. Calienta el aceite de oliva en un sartén y saltea por 1 minuto el ajo junto con el germen de soya. Agrega el chile de árbol y cocina moviendo constantemente a fuego alto por 1 minuto más o hasta que los líquidos se evaporen.

2. Arma los tacos con las hojas de lechuga italiana y sirve.

TACOS DE LECHUGA RELLENOS DE ATÚN

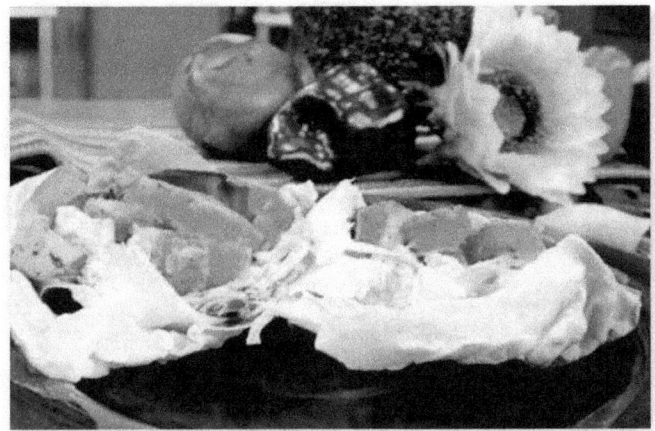

Sabrosos y fáciles de hacer.

Ingredientes (4 porciones)

- 8 galletas saladas
- 8 hojas de lechuga orejona
- 3 latas de atún en agua
- 1/2 taza de apio finamente picado
- 2 jitomates sin semilla picados
- 1/2 lata de granos de elote
- 1/2 cebolla finamente picada
- 3 cucharaditas de mayonesa light
- Al gusto sal y pimienta

Preparación

1. Mezclar todos los ingredientes excepto las galletas saladas y las hojas de lechuga.

2. Salpimentar al gusto.

3. Extender las hojas de lechuga y rellenar con un poco de atún, enrollar y servir con las galletas.

TACOS DE LECHUGA CON CARNE ESTILO CARIBEÑO

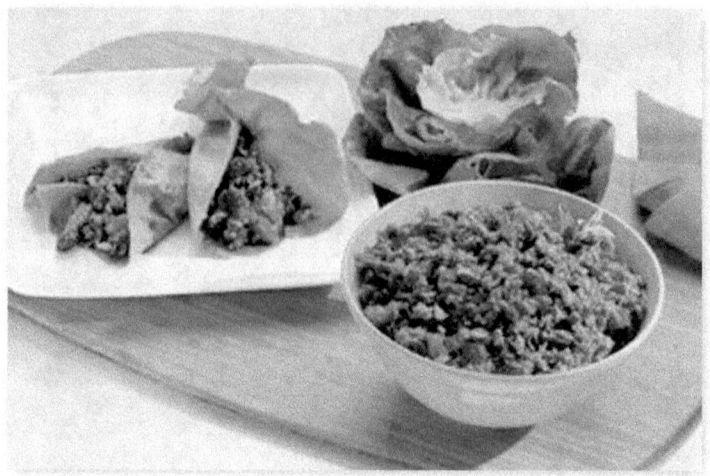

La carne se puede preparar con antelación y recalentarse más adelante. El sofrito es la base de la comida latino caribeña. Es la mezcla de hierbas y vegetales que aseguran el suculento sabor que le caracteriza. Por favor ve la receta de sofrito al final de este capítulo.

Ingredientes (4 porciones)

- 2 cucharadas de aceite de oliva
- 1 1/2 cucharadas de sofrito caribeño (fresco o congelado)
- 2 dientes de ajo finamente picados
- 1/2 sobre de sazonador de cilantro y achiote
- ½ kg de carne de res molida (magra)
- 1 jitomate pequeño cortado en cubitos
- 1 cucharada de pasta de tomate (disuelta en 1/4 de taza de agua)
- 3/4 taza de pasas
- 1/2 cucharada de orégano seco
- 8-10 hojas de lechuga orejona, lavadas
- Sal y pimienta al gusto

Preparación

1. En una cacerola mediana, echa el aceite de oliva y saltea el sofrito y el ajo por 3-5 minutos (a temperatura de mediana a alta).

2. Agrega el sazonador de cilantro y achiote y remuévelos por un minuto más. Añade la carne molida y deja que se cocine por unos 10 minutos.

3. Entonces agrega los tomates, la pasta de tomate, las pasas, el orégano, la sal y la pimienta.

4. Deja que se cocinen a fuego lento por otros 15 minutos hasta que todos los condimentos se hayan mezclado bien.

5. Una vez que la carne esté lista, echa la carne dentro de cada hoja de lechuga y ve armando los burritos.

*   Sugerencias para otras alternativas al servir: También puedes servir la carne sobre arroz con coco, sobre una tortilla de nopal o hasta en empanadas al horno.

TAQUITOS LIGEROS

Suficientes nutrientes pero con las menos calorías posibles. Unos ricos taquitos de pollo que en lugar de utilizar tortillas llevan lechuga. Acompaña con tu salsa favorita y no tienen más de 350 calorías.

Ingredientes   (4 porciones)

- 2 pechugas de pollo cocidas a la plancha con especias
- ¼ de taza de vinagre balsámico
- Hojas de lechuga orejona
- Cebolla morada rebanada en tiritas
- ¼ de taza de vinagre de vino tinto
- 4 jitomates en trocitos
- Aceitunas en rebanadas
- 1 cucharada de albahaca seca
- 1 cucharada de orégano seco
- Queso manchego

Preparación

1. El primer paso es cocinar las pechugas a la plancha, marinadas con especias y un poquito de aceite de oliva. Sazona a tu gusto, puedes agregar un chorrito de vinagre balsámico mientras las estás cocinando. Cuando estén listas rebánalas en tiras largas.

2. En un tazón mezcla los jitomates rebanados con la cebolla morada, la albahaca, el orégano y las aceitunas y adereza con un poco de vinagre balsámico y vinagre de vino tinto (este es opcional, si no encuentras puedes usar únicamente balsámico).

3. Luego toma una hoja de lechuga y coloca un pedazo de pollo, luego un poco de la mezcla de verduras y luego pedacitos de queso. Agrega un poco de sal y pimienta si hace falta.

Como preparar sofrito:

Ingredientes:

- 4 cucharadas de aceite de oliva
- 2 cebollas grandes picadas
- 2 pimientos verdes grandes, cortados
- 8-10 dientes de ajo, cortadito
- 25 tomates cherry cortaditos
- 1 ó 2 hojas de laurel
- una pizca de orégano
- una pizca de comino seco molido
- 3/4 taza de vino de jerez o vino blanco seco
- Sal y pimienta a gusto (opcional)

Procedimiento

1. Calienta el aceite de oliva a fuego mediano en un sartén.

2. Sofríe las cebollas, pimientos y ajo hasta que se ablanden y se vean traslúcidos.

3. Añade los tomates, las hojas de laurel, el orégano, el comino y sofría por 2 minutos más.

4. Agrega el vino de jerez y deja hervir a fuego lento por 15 minutos.

5. Añade la sal y la pimienta si desea, pero es opcional.

6. Utiliza la cantidad que necesites para la receta que estés haciendo.

Notas adicionales:

- El sofrito se mantiene fresco en el refrigerador de 3 a 4 días.

- Se recomienda duplicar y hasta triplicar la receta y entonces congelar el sofrito en porciones pequeñas. Una idea muy popular es congelar el sofrito en cubetas de hielo y transferirlos a una bolsa plástica sellable una vez esté congelado. Con sólo unos minutos de trabajo, puedes tener el sofrito que necesitas para tus recetas futuras.

- Al cocinar: Como primer paso, el sofrito tradicionalmente se 'sofríe' por unos minutos en aceite vegetal junto con jamón o tocino y olivas. Al sofreírlo permitimos que salgan y se unan los sabores de los vegetales y hierbas. Este paso es clave para obtener el sabor clásico de los guisos.

Alimentos Quemadores de Grasa

Solo para personas sin alergias alimentarias.

A continuación encontrarás una lista de los 12 Alimentos Quemadores de Grasa ¡que puedes consumir todos los días! Estos alimentos te ayudan a quemar grasa, acelerar el metabolismo y a reducir los antojos por ciertos alimentos.

Almendras y otras nueces: Las almendras y las nueces con todo y cáscara desarrollan músculo y reducen los antojos por ciertos alimentos.

Productos Lácteos: Los productos lácteos como la leche descremada, yogurt y queso desarrollan huesos fuertes, disparan la pérdida de peso y son esenciales para mantener un metabolismo sólido.

Pavo o Carnes Magras: La carne magra es una excelente fuente de proteína. Consumir carne magra es esencial para desarrollar músculo, fortalecer tu sistema inmune, y quemar alrededor del 30% de las calorías que contiene la comida durante la digestión.

Frutos Rojos del Bosque: No solo son muy sabrosos y saludables, sino que también evitan que tengas antojos por ciertos alimentos.

Come muchas frambuesas, arándanos, moras y fresas. Los frutos rojos son altos en nutrientes y antioxidantes.

Mantequilla de cacahuate: Me encanta la mantequilla de cacahuate justo después de hacer ejercicio. La mantequilla de cacahuate estimula la producción de testosterona (algo bueno incluso en las mujeres), desarrolla músculo y quema grasa.

Pescados Grasos: El Salmón, Atún y Caballa son grandes fuentes de pescado graso. El pescado graso provoca saciedad y enciende el proceso quemador de grasa.

Toronja (Pomelo): La toronja es un alimento grandioso para comenzar el día, procura comer sus membranas blancas carnosas. La toronja disminuye la insulina, regula el azúcar en sangre y el metabolismo.

Té Verde: Bebe por lo menos 4 tazas de té verde al día. El té verde enciende la quema de grasa porque el EGCG (galato de epigalocatequina) presente en el té acelera temporalmente el metabolismo.

Chiles: Cuando aumenta la temperatura de tu cuerpo, tu metabolismo se acelerará y por lo tanto quemará más calorías. Es sabido que los chiles aumentan el metabolismo. Los chiles calientan tu cuerpo lo cual provoca que queme calorías adicionales.

Espinacas y Vegetales Verdes: Las espinacas y los vegetales de hojas verdes ofrecen una gran cantidad de fibra. Estos vegetales combaten a los radicales libres y mejoran la recuperación de modo que se mejora el desarrollo de músculo.

Granos Enteros: La quínoa, el arroz integral, y todos los demás granos, en pequeñas dosis evitan que el cuerpo almacene grasa. En consecuencia tu cuerpo quema el doble de calorías para digerir los granos enteros.

Es importante que incluyas en tu dieta los alimentos que te ayudan a quemar esa difícil grasa. A continuación encontrarás unos cuantos alimentos que puedes agregar de inmediato a tu dieta.

Almendras, contienen proteína y fibra que te hacen sentir satisfecho, además son un antioxidante poderoso.

Vegetales de hojas verdes, ayudan a sustentar tu entrenamiento diario y son muy bajos en calorías.

Yogurt, puede ayudarte a perder más peso alrededor de tu abdomen debido a que las bacterias pro-bióticas ayudan a mantener sano tu sistema digestivo.

¡Estos son algunos consejos para comer higiénicamente que puedes usar para PONER EN MARCHA tu propia limpieza de 7 días!

1. ¡Vuélvete fanático de los vegetales! Entre más vegetales comas, más limpio estarás por dentro. Prueba diferentes vegetales que normalmente no comerías, explora y crea emocionantes bocadillos de vegetales. Entre más vegetales consumas, más vitaminas y minerales consumirás.

2. Come mucha fruta. La fruta sustituye el antojo por comer algo dulce. Mezcla diferentes frutas, y disfruta de una ensalada que te aportará una alimentación sana y limpia. Las frutas tienen muchos antioxidantes y también disminuyen el riesgo de padecer enfermedades.

3. Los pescados y mariscos de verdad son una alternativa saludable y más higiénica del pollo y la carne de res. Los pescados y mariscos son una fuente limpia de proteína. El salmón y el atún están llenos de ácidos grasos omega-3 que nuestro cuerpo necesita. Los alimentos con omega-3 ayudan a mejorar la salud de nuestro corazón.

4. Bebe mucha agua. Toma, si puedes, agua alcalina, el agua embotellada regular está llena de ácido y la mayoría de las enfermedades viven en medios ácidos. Si no puedes tomar agua alcalinizada, prueba el Agua Ionizada debido a que las moléculas de agua son más pequeñas.

5. Procura reemplazar una comida o refrigerio con un jugo saludable. Mi receta favorita de jugo casero es el Jugo de Piña y Espinaca. Todo lo que necesitas es:

- 1 taza de espinacas bebé
- 2 tazas de lechuga picada
- 3 tazas de piña picada
- 1/2 cucharita de jengibre recién rallado (opcional)

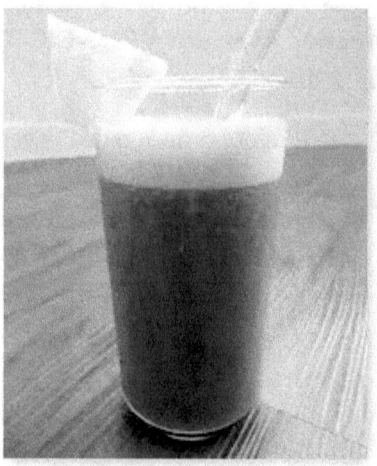

Deja de engañarte

AGUA TIBIA CON LIMÓN

Todos los días comienzo la mañana con una taza de agua tibia con limón. Beber agua tibia con limón hidrata y oxigena el cuerpo a diferencia del café y la cafeína.

Los limones tienen una gran cantidad de magnesio, calcio, y vitaminas A, C y E. Son ricos en potasio, Vitamina B6, y tiamina. Es importante destacar que los limones son los que estimulan mejor tu sistema inmune. Los mejores beneficios a medida que envejezco son los radicales libres vinculados con el envejecimiento y una piel saludable.

El jugo de limón es uno de los alimentos más alcalinos. Esta también es una manera grandiosa para ayudar a la digestión, aliviar el ardor de estómago, la hinchazón, el dolor articular y la inflamación. Debido a que los limones no son las frutas más sabrosas y puede ser difícil ingerirlas solas, agregarles agua tibia hace que sean más fáciles de beber.

Te insto a beber todos los días una taza de agua tibia con limón. Toma el jugo de un limón y mézclalo con una taza de agua tibia a primera hora de la mañana con el estómago vacío. Espera media hora antes de desayunar para que obtengas de manera óptima la energía de los alimentos que consumas ese día.

Por lo menos los beneficios a la salud de beber agua tibia con limón deben de animarte a agregar esto a tu rutina diaria. Esto puede reemplazar tu hábito poco saludable de tomar café u otras bebidas con cafeína.

Haz los pequeños cambios que puedas para reemplazar un hábito poco saludable con un hábito sano. ¡El agua tibia con limón puede ser el inicio!